AF296703

DE

L'INFLUENCE DU TRAUMATISME

ET DES IRRITATIONS EXTÉRIEURES

DANS LE

DÉVELOPPEMENT DES PRODUCTIONS TUBERCULEUSES

PAR

Henri BOUVIER,

Docteur en médecine de la Faculté de Paris,
Ex-interne des hôpitaux civils et militaires de Besançon,
Lauréat de l'École de cette même ville.
Aide-Major stagiaire au Val-de-Grâce.

PARIS

A. PARENT, IMPRIMEUR DE LA FACULTÉ DE MÉDECINE

29-31, RUE MONSIEUR-LE-PRINCE, 29-31

1877

DE

L'INFLUENCE DU TRAUMATISME

ET DES IRRITATIONS EXTÉRIEURES

Dans le Développement des Productions tuberculeuses

L'INFLUENCE DU TRAUMATISME

ET DES IRRITATIONS EXTÉRIEURES

DANS LE

DÉVELOPPEMENT DES PRODUCTIONS TUBERCULEUSES

PAR

Henri BOUVIER,

Docteur en médecine de la Faculté de Paris,
Ex-interne des hôpitaux civils et militaires de Besançon,
Lauréat de l'École de cette même ville,
Aide-Major stagiaire au Val-de-Grâce.

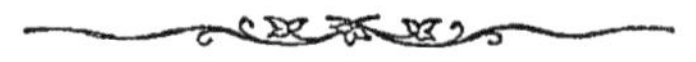

PARIS

A. PARENT, IMPRIMEUR DE LA FACULTÉ DE MÉDECINE

29-31, RUE MONSIEUR-LE-PRINCE, 29-31

1877

A MON PÈRE, A MA MÈRE

Gage de ma tendresse filiale.

A MM. LES PROFESSEURS DE BESANÇON,

Mes premiers maîtres.

Bouvier.

M. LE PROFESSEUR VERNEUIL

Professeur de clinique chirurgicale à la Faculté de médecine de Paris,
Membre de l'Académie de médecine,

DE L'INFLUENCE DU TRAUMATISME

ET

DES IRRITATIONS EXTERIEURES

Dans le Développement des Productions tuberculeuses

AVANT-PROPOS.

Je me propose dans ce travail d'étudier l'influence du traumatisme sur le développement des productions tuberculeuses; scabreux est le sujet, tant par suite de l'obscurité qui entoure la genèse des produits pathologiques d'apparence spécifique, surtout de ceux qui tantôt semblent éclore spontanément dans l'organisme, en vertu d'un état dyscrasique spécial, tantôt paraissent exiger pour leur développement le concours obligé de conditions multiples et diverses, qu'à cause des opinions divergentes sur la nature intime des manifestations tuberculeuses, opinions nées de l'immense difficulté de séparer dans nombre de cas les productions vraiment tuberculeuses de certains produits purement inflammatoires.

Aussi la question est-elle litigieuse, et à côté des nombreux auteurs qui ne voient dans les diverses productions tuberculeuses localisées ou généralisées, qu'une dépendance étroite, une connexion, une manifestation intime du grand tout qui constitue la diathèse tuberculeuse, indépendamment de toute condition extrinsèque et même de toute influence relative à la situationdes organes, à la disposition et à la structure des tissus, au fonctionnement régulier ou irrégulier des appareils, apparaissent çà et là quelques observateurs scrupuleux qui, tout en reconnaissant la prédominance d'ailleurs incontestable de l'état dyscrasique dans les productions tuberculeuses, frappés cependant de la *localisation fréquente* (du moins chez certains individus) des tubercules et, dans nombre de cas, de leur apparition à la suite de violences extérieures, sont conduits par un examen attentif des faits soumis à leur observation, sont conduits, dis-je, à compter dans l'évolution confinée du tubercule, non-seulement avec la prédisposition générale, mais aussi avec les puissances extérieures et avec la disposition anatomique des tissus, le développement des organes et le fonctionnement normal on anormal des appareils.

Montrer quelle est l'influence respective de ces trois ordres de causes : diathèse, prédisposition locale et traumatisme, dans le développement des tubercules, après avoir préalablement établi la nature vraiment tuberculeuse de ces produits, régardés bien à tort par quelques auteurs comme des produits inflammatoires spéciaux, tel est le but que je me propose.

Dans l'état actuel de la science, pour remplir cette tâche j'ai fait tous mes efforts, mais des difficultés nombreuses m'auraient certainement arrêté, si je n'avais eu à mon aide les bienveillants et judicieux conseils de M. Verneuil. C'est lui qui a été l'inspirateur de cette thèse : qu'il me soit permis de lui en témoigner ici ma plus sincère reconnaissance.

DIVISION DU SUJET.

Ce travail comprendra trois parties.

CHAPITRE Ier. — Un premier chapitre sera consacré à l'appréciation respective et comparative, dans le développement de la tuberculisation, des violences extérieures d'une part, d'autre part des causes prédisposantes générales et locales. Cette étude nous conduira à énoncer quelques propositions que nous étayerons sur des faits cliniques et aussi sur l'autorité de nos grands maîtres. Et en présence de certaines idées modernes sur les produits caséeux, nous ne pourrons guère nous dispenser de toucher quelques mots de cette question, laquelle, indirectement, il est vrai, devient dans de certaines limites, selon qu'on la résoud dans tel sens ou dans tel autre, la base ou l'effondrement de ce travail.

CHAPITRE II. — Dans un 2e chapitre, je m'occuperai uniquement de la pathogénie.

CHAPITRE III. — Un 3e chapitre enfin, sera la revue rapide tant des tissus et des organes réfractaires au tubercule, que de ceux privilégiés.

I.

Les causes des productions accidentelles tuberculeuses peuvent se diviser en 3 groupes.

(*a*). Les causes extrinsèques, constituées par certaines circonstances pathologiques, ou des agents mécaniques, physiques et chimiques existant en dehors de l'organisme, dont l'action isolément insuffisante s'ajoute à celle d'autres causes morbifiques, et acquiert par là une importance prépondérante réelle, incontestable dans la production de la maladie.

(*b*). La prédisposition locale limitée à un seul système anatomique, ou même à un seul tissu, à un seul organe, et constituant pour ce système, pour ce tissu ou pour cet organe, une prédisposition spéciale, en vertu de laquelle pourront apparaître avec ou peut-être sans le concours de causes occasionnelles, des productions tuberculeuses.

(*c*). La diathèse générale, répandue dans toute l'économie, résidant probablement dans les liquides, peut-être aussi dans les tissus, selon Virchow, et pouvant se localiser successivement ou à la fois dans plusieurs organes très-dissemblables et par leurs fonctions et par leur structure, ce qui d'ailleurs n'empêche pas les conditions anatomiques, physiologiques ou pathologiques d'avoir une incontestable influence sur le siége de ces diverses localisations.

Or, quelle relation existe entre chacun de ces trois ordres de causes et les productions tuberculeuses localisées. Et d'abord, y a-t-il quelque relation. Certes, cette relation quoique non constante existe. Que les tubercules soient dus le plus souvent à une cause interne de l'organisme, c'est ce que je ne prétends pas nier ; mais cependant la tuberculisation peut s'effectuer sous l'influence de causes purement locales, et ces faits si longtemps méconnus par des médecins éminents qui ont concentré toute leur attention sur la tuberculisation des organes internes, ne pouvaient éternellement échapper aux chirurgiens, si souvent aux prises avec les états morbides locaux engendrés par les puissances extérieures.

Ces quelques principes posés, j'entre immédiatement en matière, par l'énoncé de la proposition suivante :

« Il existe chez des individus d'une constitution non dou-
« teuse des cas très-bien observés, et j'espère en rapporter
« quelques-uns dans cette thèse, où la cause première du dé-
« veloppement de tubercules locaux, a été indubitablement
« une action mécanique déterminée, comme un coup, un
« heurt, un choc, un frottement répété, etc. »

Et comme la solution d'un problème découle plus lucide et plus nette de faits matériels que de la plus brillante dissertation, je vais préalablement à toute discussion, rapporter quelques observations confirmatives de la proposition énoncée.

OBSERVATION I (Gosselin, Cliniques de la Charité).

L. X..., âgé de 18 ans, avait depuis quelques mois un gonflement très-peu douloureux de l'épididyme droit, occupant toute la longueur de cet organe. Il croyait être sûr que la *cause avait eté un violent coup de genou* que lui avait donné, en jouant, un de ses camarades. Sur le moment, il n'avait eu qu'une douleur très-modérée; mais le gonflement s'était formé peu à peu, en même temps que de l'induration et sans grande souffrance. Depuis quelques jours, sans contusion nouvelle et sans blennorrhagie, ce jeune homme a senti la douleur devenir plus forte et le volume augmenter. Le gonflement ne paraissait pas s'étendre au testicule, autant du moins que permettait d'en juger un épanchement séreux assez abondant de la tunique vaginale. Ayant vidé cet épanchement, j'ai pu nettement constater que le testicule n'était ni gros, ni bosselé. Du côté de la queue de l'épididyme, j'ai senti un point mou et fluctuant. Dans ce point, j'ai fait une petite incision, et nous avons vu s'échapper du pus épais, mélangé de grumeaux blanchâtres, sans concrétions calcaires. Le malade n'a aucun trouble du côté des voies urinaires, et le toucher rectal, ne m'a permis de constater ni gonflement, ni induration suspecte du côté de la prostate et des vésicules séminales. Le canal déférent m'a également paru sain. M. Gosselin, en présence de ces symptômes, se pose la question de diagnostic différentiel et il conclut en ces termes : quoique tout le reste de l'appareil génito-urinaire soit en bon état, et que l'examen de la poitrine ne m'ait pas permis de constater des tubercules de ce côté, je n'hésite pas cependant à porter le diagnostic d'affection tuberculeuse de l'épididyme.

Obs. II. — Sarcocèle tuberculeux d'un adulte ; origine traumatique.

B..., d'une forte constitution, plein de vigueur, âgé de 40 ans, porte depuis six mois un gonflement du testicule droit. Ce gonflement a commencé à se déclarer lentement, sans grande douleur, *à la suite d'un coup violent sur le scrotum droit.* Depuis quelques jours la tumeur indolente est devenue quelque peu sensible, douloureuse même.

L'examen du malade fait constater que le testicule droit est le siége d'une tumeur très-dure, inégale, présentant des bosselures inégalement consistantes. La tumeur, peu douloureuse à la pression, a le volume d'un gros œuf de poule, et présente une forme ovoïde à grosse extrémité dirigée en bas. A sa partie moyenne et antérieure, on sent un petit noyau moins dur et plus régulier que le reste de la tumeur ; en le comprimant, on détermine une douleur analogue à celle que fait naître la pression du testicule. En aucun autre point, on ne sent de mollesse, d'empâtement, ni de fluctuation : partout la même dureté. La tumeur est sans adhérences, et n'est pas entourée de liquide ; rien du côté du canal déférent ; rien dans l'autre testicule.

Le malade a conservé sa santé habituelle, et l'exploration du thorax ne fournit que des signes négatifs, pas d'antécédents et de signes actuels de scrofules.

L'examen de la prostate permet de constater une induration à la partie la plus élevée de la face postéro-inférieure de la prostate, induration indolente, qui se prolonge vers l'extrémité de la vésicule séminale gauche. Et cette induration est certainement devenue un dépôt de matière tuberculeuse dans l'intérieur de la prostate.

Aucun changement n'eut lieu pendant quinze jours. Au bout de ce temps, en examinant de nouveau le testicule maladé, je constatai à la partie inférieure de la prostate, la tumeur toujours indolente, un peu d'empâtement qui augmenta les jours suivants ; puis la peau devint adhérente en ce point, et au bout de trois semaines j'y perçus très-nettement la fluctuation, qui ne me laissa pas de doute sur l'existence d'un abcès froid tuberculeux de l'épididyme. Ces nouveaux faits venaient encore confirmer le diagnostic qui déjà pour moi, en présence des tubercules concomitants de la prostate, ne pouvaient être douteux ; mais le malade s'ennuyant à l'hôpital, et n'éprouvant d'ailleurs aucune souffrance, demanda son exéat, et depuis lors je n'ai pas eu l'occasion d'avoir de ses nouvelles.

Obs. III (personnelle). — Epididymite tuberculeuse du côté gauche, chez un individu d'une bonne constitution, survenue à la suite d'un coup assez violent sur le testicule gauche, alors parfaitement sain ; très-peu d'épanchement vaginal ; le cordon et la prostate sont sains ; suppuration et destruction partielle de l'épididyme ; induration tuberculeuse de la partie non suppurée ; testicule indemne. ·

Félix P..., âgé de 24 ans, entre le 18 novembre 1874 à l'hôpital, porteur d'une tumeur du testicule gauche.

Cet homme est d'une bonne constitution, il n'a aucune trace de scrofulisme ; et d'ailleurs il n'accuse durant sa jeunesse aucun accident relatif à un vice constitutionnel du sang. Cependant je dois dire que depuis son entrée au régiment, un léger degré de lymphatisme, par suite sans doute des fatigues du service et des nouvelles conditions créées par le métier militaire, et peut-être aussi à cause d'un séjour assez long à l'hôpital, semble s'être manifesté chez ce jeune soldat. En effet, il a le teint pâle, et le palper permet de constater un léger engorgement des ganglions cervicaux et inguinaux.

Ce malade accuse avec netteté la cause qui, pour lui, a été le point de départ de sa maladie. Le 12 juillet 1874, le marteau très-lourd avec lequel il frappait sur son enclume, ayant porté à faux, fit un brusque mouvement de bascule, et le manche vint contusionner assez vivement le testicule gauche.

La douleur fut très-vive d'abord, presque syncopale, comme d'ailleurs dans tous les traumatismes de cet organe ; mais elle ne tarda pas à disparaître suffisamment pour permettre à cet homme de continuer son service jusqu'au 20 octobre. Le 8 octobre, le testicule contusionné, sans nouvelle cause connue, commença à devenir douloureux, et, en même temps, apparaissaient de la dureté et de la turgescence. Cependant, dit-il, les douleurs ne sont pas permanentes ; elles ne se manifestent que par les mouvements, la marche, la fatigue, la pression les réveille.

Ces symptômes appellent l'attention de F... qui se fait porter malade. Le 9 octobre il entre à l'hôpital. Là, il fut examiné avec soin à plusieurs reprises et par divers chirurgiens, qui trouvèrent le cordon sain, le testicule indemne ; mais l'épididyme tout entier était dur et inégal. En présence de ses symptômes, on diagnostiqua une épididymite tuberculeuse, mais par précaution, on le traita d'abord par les fondants et par l'iodure de potassium.

Le 9 novembre, un point, qui paraissait fluctuant à la partie supérieure de l'épididyme, ayant été ponctionné avec la lancette, il s'écoula du pus épais et grumeleux. Pas d'amélioration sensible.

Le 25 novembre, je voyais ce malade pour la première fois, et je le trouvais dans l'état suivant :

Etat général. — L'état général est excellent ; le malade se lève, a bon appétit, il ne tousse pas et l'examen de la poitrine permet de constater que les organes thoraciques sont sains.

Etat local. — Sur le scrotum on distingue une petite cicatrice, au point où a été faite la ponction ; et à ce niveau, la peau est réunie à l'épididyme par un cordon cylindrique ; sur tous les autres points elle est dépourvue d'adhérence.

Le testicule droit a toujours été sain, le gauche me paraît complétement intact ; mais l'épididyme du même côté est pris dans toute son étendue. Ce sont des duretés, des bosselures, des irrégularités. D'ailleurs le palper est tout à fait indolent.

En présence de ces symptômes, le diagnostic ne me paraît pas douteux. Rien ne peut faire soupçonner un testicule syphilitique, le malade n'a jamais eu d'accidents vénériens. Ce n'est pas non plus un sarcocèle cancéreux. Je crois donc pouvoir dire, que je me trouve ici en présence d'une épididyme tnbercu leuse, dont le point de départ chez un homme d'ailleurs bien portant, a été un traumatisme.

Obs. IV (Thèse de Reclus). — Orchite survenue à la suite d'une violente contusion; épanchement vaginal; suppuration èpididymaire; le cordon et la prostate sont atteints; castration; foyers épididymaires en voie de guérison; abcès tuberculeux; granulations tuberculeuses sur la vaginale.

X..., 27 ans, de très-robuste apparence, a toujours été bien portant. Il n'a jamais toussé, l'auscultation d'ailleurs est parfaitement négative.

Il y a aujourd'hui un an, il reçut un coup violent sur la bourse droite, un gonflement immédiat survint, une douleur très-vive, de la rougeur du scrotum, enfin tous les signes d'une orchite traumatique. Un traitement antiphlogistique n'amena qu'une légère amélioration, et l'accident ne s'était pas produit depuis quatre mois, qu'un premier abcès se formait, puis un second, tous deux furent suivis de fistules qui persistent encore. Jusqu'alors la tumeur était restée limitée à la glande droite, mais vers le sixième mois, elle envahit la gauche.

A l'examen, nous constatons que la portion droite du scrotum est criblée de fistules, que l'épididyme est volumineux et dur, est à peu près partout adhérent. Le testicule entouré de liquide est d'une palpation difficile. Le cordon est moniliforme, la prostate est atteinte. A gauche, les altérations sont beaucoup moins avancées; à peine trouve-t-on quelques noyaux dans l'épididyme.

M. Labbé pratiqua la castration du testicule droit; arrivé dans la cavité vaginale, il ouvre successivement plusieurs kystes séreux, dont le liquide s'écoule au dehors. La vaginale est très-vasculaire; çà et là existent des suffusions sanguines et même de véritables épanchements sanguins. Elle est parsemée de granulations tuberculeuses, transparentes, trés-confluentes en certains points. L'épididyme est entouré de tissu mou et fongueux, semblable aux bourgeons des tumeurs blanches.

Sur une coupe antéro-postérieure, nous avons trouvé un abcès en kysté ! Le tissu qui l'entourait, paraissait sain dans certains endroits; mais, il n'en présentait pas moins çà et là quelques granulations transparentes. Dans l'épididyme, on trouvait des cavernes en voie de guérison, ou même complétement cicatrisées dans la tête et le corps ; à la queue nous trouvons un foyer caséeux, dont le ramollissement commence à peine.

Dans les quatre observations que je viens de citer, un premier fait ne peut manquer de nous frapper ; je veux parler de la connexion intime, de la corrélation patente qui, ici, semble exister entre la cause et le résultat. Que voyons-nous en effet ? Un traumatisme atteint un organe (testicule) et consécutivement à cette violence, cet organe se tuméfie, devient dur et douloureux ; la tuméfaction demeure persistante, lors même que la douleur a complètement disparu, et le point lésé devient le siége d'un travail pathologique, lequel finalement aboutit à la formation de produits tuberculeux primitifs.

Mais, quelle importance devons-nous attacher à cette cause. Ce problème, simple en apparence, est pourtant d'une grande difficulté ; et la rapide exposition des diverses opinions à ce sujet va nous en convaincre. Dirons-nous avec M. Gosselin que les malades dans tous les cas de ce genre, ont tort d'attribuer l'origine tuberculeuse à un coup ; qu'ils se trompent grandement, vu qu'il n'est pas chose habituelle de voir le tubercule se développer à la suite d'une lésion traumatique ; qu'il serait surprenant que les violences amènent seulement un semblable résultat pour le testicule, lors même qu'il n'y a rien de spécial pour cet organe. Trancherons-nous la difficulté, en disant avec ce savant professeur que les malades possédaient depuis un temps plus ou moins long un ou plusieurs noyaux tuberculeux, mais, que ceux-ci étaient trop peu volumineux pour être appréciables, qu'ils n'avaient encore pu occasionner une phlegmasie chronique assez longtemps prolongée pour faire naître cette masse calleuse, qui à une certaine période entoure les dépôts tuberculeux ; que le sujet ignorait qu'il eût quelque chose d'insolite, ou que s'il avait senti çà et là quelques petits noyaux durs, comme il n'en souffrait pas, il avait conclu que rien n'était malade ; mais que comme sur ces entrefaites, une violence extérieure étant brusquement survenue, et ayant amené l'inflammation aiguë ou subaiguë de l'organe prédisposé par la présence des tubercules, il doit être tout naturel que lepatient attribue l'origine d'un mal jusqu'alors indolent à la cause qui a fait naître cette première douleur.

Certes, M. Gosselin a raison de se défier des allégations des malades qui peuvent toujours et savent trouver dans leurs souvenirs un coup pour expliquer la naissance d'une tumeur, et cela, lorsqu'avec la meilleure volonté, le chirurgien ne saurait établir lamoindre relation entre la tumeur et le coup. Mais M. Gosselin, nous paraît trop absolu sur ce point ; et d'ailleurs, la raison qu'il donne est tout au moins spécieuse, sinon erronée dans bien des cas. Nous répondrons au savant chirurgien de la Charité, que dans toutes nos observations personnelles, nous nous sommes enquis de ce point avec soin ; que toutes celles que nous avons empruntées à nos devanciers, nous les avons contrôlées, et nous nous sommes assurés qu'elles ne pouvaient prêter à aucun doute. Aussi, en présence de faits si probants, si clairs, si bien observés, n'avons-nous pu faire autrement que d'attribuer une influence considérable aux causes extérieures dans le développement de certaines productions tuberculeuses. Notre opinion peut-être, n'est pas celle de l'universalité des médecins, non plus que des chirurgiens, toutefois, nous pouvons dire que nous sommes en compagnie d'auteurs d'une grande science et d'une expérience consommée.

Si Dufour dans une thèse remarquable soutenue en 1854

ne voit dans toutes les productions tuberculeuses qu'une dépendance de l'état constitutionnel ; s'il nie la tuberculisation
localisée ; s'il va même jusqu'à reprocher à certains observateurs, qui rapportent des cas de tuberculisations confinées
aux organes génitaux, de vouloir plonger de nouveau dans
le chaos, l'étiologie d'une affection que les beaux travaux des
Laennec, des Bayle et des Louis ont eu tant de peine à élu-
cider ; ne voyons-nous pas Velpeau à la même époque, restreindre déjà le vaste champ de la cause diathésique, dans
les productions tuberculeuses, pour faire une petite part aux
états purement locaux.

Et Cruveilhier (traité d'anatomie pathologique), dans des
pages admirables, plaçant la question sur son véritable terrain, écrit les lignes suivantes : « De même qu'il y a des
tubercules qui tiennent à une cause générale, qu'on est
convenu d'appeler diathèse strumeuse, ou tuberculeuse,
laquelle est constitutionnelle ou acquise ; de même, il y a
des tubercules locaux, qui tiennent à des causes purement
locales.

Béraud va plus loin, trop loin peut-être dans les paroles
suivantes. Toutes les fois, dit-il, que j'ai vu la tuberculose
débuter par le testicule proprement dit, j'ai constaté qu'elle
était consécutive à un coup. »

Bauchet, dans sa thèse d'agrégation 1857, intitulée : *Des
tubercules au point de vue chirurgical*, se contente au paragraphe
étiologique, d'exposer d'une manière précise l'état de la
question, sans d'ailleurs opposer des faits nouveaux à l'appui
de telle opinion plutôt que de telle autre.

Bientôt Castier, Després, Fossard, rapportent des cas non
douteux, dans lesquels après un violent effort, un froissement,
un heurt, une chute, le testicule se tuméfie, devient doulou-

reux et rouge. La tuméfaction persiste, des abcès se forment, des fistules s'établissent, et la tuberculisation suit son cours, le reste de l'économie étant d'ailleurs indemne.

En 1869, paraît le mémoire du docteur Salleron, dans les Archives générales de Médecine. C'est un travail consciencieux où l'on trouve amassées 51 observations de tubercules du testicule et de l'épididyme, survenus soit à la suite de traumatisme, de fatigues, ou bien encore à la suite d'irritations répétées et prolongées des organes de la génération. Et, dans tous les cas cités par cet auteur, la tuberculisation est restée localisée. Aussi, relativement à l'étiologie, est-on profondément étonné de voir M. Salleron dire : « Que les causes de l'affection tuberculeuse des organes génitaux sont toujours internes ou constitutionnelles et le résultat plus ou moins éloigné de l'affection tuberculeuse; que les causes externes ne peuvent qu'en accélérer le développement, la marche et provoquer leur ramollissement, mais que *par elles-mêmes*, elles sont incapables d'en déterminer le germe, et qu'en conséquence est complètement erronée l'opinion des auteurs qui admettent comme causes des tubercules des organes génitaux, l'uréthrite et l'uréthro-orchite.

Mais telle n'était pas l'opinion d'Aug. Bérard, lorsqu'il écrivait que « chez plusieurs des malades qu'il a observés ou dont il a lu l'observation, la suppression d'un écoulement blennorrhagique avait précédé d'un ou plusieurs mois l'apparition de la maladie, que d'autres avaient eu des symptômes vénériens sans blennorrhagie; que d'autres enfin avaient éprouvé une contusion du scrotum, et que certainement toutes ces causes avaient eu une influence prépondérante dans la production de l'affection. On le voit, jusqu'ici, parmi les auteurs cités, les uns non contents de contester catégoriquement l'influence des agents extérieurs et même de certaines dispositions locales dans le développement des tuberculisations, vont jusqu'à nier que des tubercules développés dans un organe, puissent rester éternellement limités à cet organe; d'autres reconnaissent des tuberculisations localisées, qu'ils placent sous la dépendance d'un état général, les considérant toujours et dans toutes les circonstances comme une manifestation locale et arbitraire du grand tout qui constitue la diathèse tuberculeuse; quelques-uns enfin, sont amenés par une observation plus attentive des faits à reconnaître dans certains cas, à côté de l'état dyscrasique, la prédominance indéniable des états purement locaux. Nous avons hardiment pris rang au nombre de ces derniers.

Mais aujourd'hui, pour quiconque aborde ce sujet d'étiologie, se dresse indirectement une question nouvelle, inconnue ou plutôt résolue alors; question délicate, d'autant plus importante que c'est une question de doctrine; capitale, en ce sens que sa solution dans un sens ou dans l'autre, entraîne jusqu'à un certain point la négation ou l'affirmation des tuberculisations dues à des états purements locaux, et, en tout cas, tend à en restreindre considérablement le champ. Je veux parler, on l'a déjà compris, des rapports de l'inflammation et de la tuberculose.

Laënnec avait établi l'unicité des manifestations tuberculeuses. Cette doctrine, les travaux de Lebert l'avait confirmée; et elle était devenue universelle. Et ce que Laennec avait fait pour les poumons et les organes internes, Cruveilhier le faisait pour les testicules et les organes externes; et il résumait ces belles recherches anatomo-pathologiques à ce sujet en disant : « 1° Il y a des affections tuberculeuses purement locales. 2° Les affections locales sont la suite ordinaire d'un

travail phlegmasique. 3° L'étude de la tuberculisation génitale et des organes extérieurs établit l'affinité qui existe entre
la tuberculisation miliaire d'une part et l'infiltration tuberculeuse d'autre part. Voilà certainement les lignes les meilleures qui aient été écrites sur cette question. Aussi Reclus
a-t-il raison de dire que les auteurs contemporains eussent
évité un singulier écueil, s'ils s'en fussent tenus à cette des-
cription admirable, et que les errements postérieurs ne
peuvent guère s'expliquer que par l'ignorance ou par l'oubli
de cette partie des travaux de Cruveilhier.

Quelques années plus tard, en effet, nous voyons se poser
un problème dont la solution existe fort nettement indiquée
dans l'œuvre de Cruveilhier : les masses caséeuses, que l'on
trouve en si grande abondance dans certains organes, sont-
elles bien tuberculeuses? Ne sont-ce pas plutôt des reliquats
inflammatoires? S'il est incontestable, d'autre part, que la
clinique nous montre des organes dits tuberculeux, dont les
uns évoluent rapidement vers la destruction, tandis que les
autres restent longtemps stationnaires et peuvent même
guérir, l'anatomie pathologique saura-t-elle sanctionner pa-
reille distinction et faire des uns du tubercule vrai, des
autres une inflammation caséeuse? Plusieurs répondront par
l'affirmative et deviendront dualistes. D'autres même seront
plus absolus, et s'appuyant sur les recherches histologiques
de Rindfleisch, n'admettent plus que de la caséification. Certes,
la question est délicate. A chaque pas, en effet, nous ren-
controns l'inflammation et nous ne savons pas lui tracer de
limites précises. C'est sans doute cette difficulté qui a conduit
Fournier à créer un mot nouveau, le Pseudo-Tubercule :
vaine aberration de l'esprit, qui poussé par l'insatiable besoin
de connaître, et venant se heurter contre des questions téné-

breuses et momentanément insolubles, se forge une quiétude factice, en se payant, à défaut de bonnes raisons, de mots nouveaux et sonores, d'expressions peu précises, élastiques dans leur application, et embrassant tout à la fois des choses connues et des choses inconnues, les unes tendant à faire accepter les autres à la faveur d'analogies plus ou moins évidentes. Bien loin aussi d'avancer la question, l'hypothétique interprétation de Fournier, en couvrant notre ignorance sous un mot dangereux, ne tend qu'à en retarder la solution définitive.

Mais voilà M. Richet et un de ses élèves, Mougin, qui en France se font les champions des idées nouvelles. Pour le maître comme pour l'élève, la distinction établie dans le poumon entre la tuberculose et l'inflammation casséeuse, doit être transportée au testicule. Ces auteurs ne s'en tiennent pas là ; renchérissant encore sur les idées du célèbre professeur de Berlin, ils paraissent comme Rindfleisch rejeter le tubercule pour n'admettre que la caséification.

Aujourd'hui que la période d'engouement est passée, on en est revenu à des idées plus saines et plus en rapport avec les faits cliniques et les recherches histologiques. Certes, la question est toujours aussi passionnée, mais on la pose en d'autres termes. Que les inflammations caséeuses existent, personne ne le nie ; personne non plus ne conteste leur aspect spécial, leur dissemblance d'avec la granulation grise, mais ce qu'actuellement on nie, et avec raison, c'est qu'on prétende en faire une entité morbide particulière. N'est-il pas plus rationnel, plus scientifique de voir dans la tuberculose comme dans la syphilis une affection à manifestations nombreuses : et de même que cette dernière produit une plaque muqueuse ou s'affirme par une gomme, de même la première peut déterminer l'apparition d'un foyer caséeux ou d'un nodule miliaire. La lésion varie, mais l'origine est la même.

Que la nouvelle théorie ait dès son apparition captivé les esprits, il n'y a là rien d'étonnant; elle était si séduisante, elle ouvrait un horizon si enchanteur aux espérances si souvent déçues des médecins en présence d'une maladie toujours mortelle. N'était-il pas en effet tout naturel que deux maladies qui n'avaient ni les mêmes causes, ni les mêmes symptômes, ni la même origine eussent une terminaison différente? Mais lorsqu'on se fut bien persuadé « que l'Inflammation caséeuse du moment n'était pas plus consolante que la tuberculose d'autrefois », la théorie de l'unité d'origine, toujours restée prédominante en France, redevint la doctrine générale, et depuis 1873 elle a pris corps dans deux thèses remarquables publiées, à peu près simultanément, par MM. Thaon et Grancher.

Reproduisons brièvement leurs conclusions. Virchow avait défini le tubercule par la granulation grisâtre, semi-transparente que caractérisent sa forme nodullaire et circonscrite, son origine dans le tissu connectif, et pour ce qui est du poumon en particulier, son origine extra-alvéolaire. De son côté l'inflammation caséeuse était caractérisée par sa forme difffuse, son origine dans l'épithélium et son siége intra-alvéolaire. Or les faits sont loin de répondre à ces tableaux dont chaque trait est en opposition nette avec le trait correspondant. Et d'abord la *Forme* : il est vrai que dans l'immense majorité des cas la granulation est circonscrite et l'inflammation diffuse; mais l'observation prouve qu'à côté de la granulation se trouvent presque toujours des cellules embryonnaires diffuses, semblables à celles du tubercule et se terminant, comme elles, par caséification. N'est-ce pas là l'infiltration tuberculeuse de Laennec?

L'Origine. — Le tubercule provient des cellules des travées conjonctives, comme il peut naître aussi de l'endothélium des lymphatiques et des alvéoles. D'ailleurs, depuis les travaux de Ranvier, cellules plates du tissu conjonctif, cellules endothéliales des vaisseaux, des séreuses et des alvéoles ne doivent-elles pas être considérées comme identiques? Aussi, quel que soit le point précis où apparait le tubercule, il est toujours engendré par des cellules semblables. — Quant au *Siége*, dans la majorité des cas au moins, le tubercule comme l'inflammation occupe l'intérieur de l'alvéole. — Leur *Nature* est aussi la même. L'un et l'autre sont le résultat d'un processus irritatif; ils ont la même structure cellulaire et aboutissent de même à la dégénerescence graisseuse. Enfin l'inflammation caséeuse et le tubercule coexistent toujours ou presque toujours. Liouville, Hayem, Grancher, Thaon, Chouppe, qui ont pratiqué un nombre considérable d'autopsies, n'ont jamais rencontré de pneumonie caséeuse sans granulations. Il en est de même pour les organes extérieurs. Ces faits nous mènent donc à conclure que la granulation grise et l'inflammation caséeuse sont toutes deux des manifestations de la tuberculose. Nous voilà donc revenus à l'opinion de Laennec et à notre tradition uniciste, hors de laquelle, nous avions été un instant jetés. L'exposition aussi succincte que possible de ce point de doctrine, indispensable d'ailleurs, nous a entraîné cependant un peu loin de notre sujet; nous y rentrons immédiatement.

Des faits rapportés plus haut, il résulte nettement qu'il y a des tuberculisations localisées, dues à des causes purement locales, indépendamment de tout état dyscrasique. D'autre part, il est tout aussi patent que dans tous ces cas, le point de départ du tubercule a été un traumatisme plus ou moins violent. Or, quelle importance devons-nous attribuer à la violence extérieure dans la production tuberculeuse consécutive. Relativement à cette question, une première chose nous frappe tout d'abord, c'est que les mêmes influences novices chez quelques-uns, sont stériles chez des milliers d'individus, en sorte qu'il est clair qu'elles ne peuvent avoir que l'importance de causes provocatrices, qui n'agissent qu'autant qu'elles trouvent un terrain préparé (Broca, Virchow, Jaccoud, Reclus, Damaschino, etc.). En conséquence, nous dirons qu'un choc ne produit pas la tuberculisation d'un organe, pas plus que l'impression du froid n'amène une éruption miliaire dans le poumon. Mais ce choc est un agent provocateur, qui détermine une inflammation de l'organe, absolument comme le refroidissement sera suivi de bronchite. Et, si le terrain s'y prête, est en état d'opportunité morbide, au lieu d'une inflammation ordinaire, c'est une tuberculisation qui évoluera; autrement dit, dans ces circonstances le tubercule sera dû non aux coups, mais à l'inflammation consécutive aux coups. L'organe prédisposé est affecté par des provocations irritatives qui seraient inefficaces en elles-mêmes; mais, en vertu de cette prédisposition, laquelle par les caractères de son produit s'affirme une débilité du tissu affecté, il répond à la provocation selon ses forces, c'est-à-dire par une formation lente et de mauvaise nature, et non par la formation rapide et transitoire de l'inflammation proprement dite; grâce à elle, il arrive à produire en vertu d'une influence provocatrice nulle chez beaucoup d'individus, les éléments dégradés qui sont comme le corps du délit et la preuve visible d'un état spécial auparavant invisible. Nous pouvons donc dire et ce sera là notre deuxième proposition : « Qu'une violence exté-« rieure; abstraction de toute prédisposition locale d'un « organe, ne peut pas produire de tubercules dans cet or-« gane. »

Cette proposition est confirmée par les deux observations suivantes :

Obs. V (Thèse de Reclus). — Atrophie des deux testicules à la suite d'un trau-matisme; les deux épididymes ont conservé leur volume normal.

Quantin Nicolas, âgé de 45 ans, est entré dans le service de M. Labbé, pour un hygroma aigu de la bourse prérotulienne gauche.

A 18 ans, dans une fête locale, il fut attaché sur un âne et dut faire malgré lui une assez longue course. Les bourses furent violemment contusionnées, et lorsqu'on le détacha, la douleur était telle qu'il fallut le transporter chez lui. Un gonflement énorme des parties survint, accompagné de souffrances extrê-mement vives, et le malade dut rester pendant plus de trois mois au lit. Peu à peu la douleur devint moins vive, la tuméfaction moins considérable ; les tes-ticules revinrent à leur volume normal : mais au lieu de s'arrêter à ce point, l'atrophie commença, et vers le quatrième mois, les deux glandes spermatiques étaient, nous dit le malade, telles que nous les trouvons maintenant.

Le testicule droit, le plus volumineux, n'est guère plus gros qu'une petite bille et ne parait mesurer que 10 à 12 millimètres dans son plus grand diamè-tre. Il est d'ailleurs assez régulièrement arrondi, uni, sans bosselures et plu-tôt mou que résistant ; il est coiffé par l'épididyme dont le volume l'emporte certainement sur celui du testicule proprement dit. Le tissu en est souple; au demeurant, il parait normal.

Le testicule gauche est plus petit encore, tellement même qu'il est assez diffi-cile de le trouver au milieu de l'épididyme et des veines du cordon et sous les téguments qui sont aussi développés qu'à l'état normal. La verge, du reste, est volumineuse. Au dire du malade, les érections sont fréquentes et suivies d'éjaculation. Il est marié et aurait eu 14 enfants de sa femme.

Observation VI (personnelle).

Louis P..., âgé de 23 ans, 5° régiment d'artillerie, est entré à l'hôpital, porteur d'une petite tumeur du testicule.

C'est un homme fort, robuste, d'une santé vigoureuse, qui dans sa jeunesse n'a pas présenté de traces de scrofulisme. Jamais il n'a eu de maladies vénériennes ; jamais, non plus, il ne s'est aperçu de quelque chose d'insolite du côté des organes génitaux.

Le 24 février 1873, étant à cheval, il fut, par un brusque mouvement, projeté sur le pommeau de la selle, et retomba sur les testicules qui furent vivement contusionnés.

Deux jours après cet accident, le testicule gauche devint douloureux ; en même temps apparut vers la tête de l'épididyme, une petite induration du volume d'une noisette. Il continua à faire son service, mais bientôt le testicule devient douloureux, se tuméfie; les douleurs s'irradient du côté des reins et du testicule, ce qui le décide à se faire porter malade. Il est envoyé à l'hôpital le 4 janvier 1875.

Traitement : Pommades résolutives et fondantes. Cataplasmes. Sangsues. Pas de modifications appréciables.

Le 18 janvier, le malade s'aperçoit qu'une petite induration commence à se montrer à la partie supérieure et externe du testicule droit jusqu'alors indemne Un traitement antiphlogistique est aussitôt institué ; mais le mal ne continue pas moins à faire des progrès.

C'est le 16 décembre 1874, que nous voyons ce malade pour la première fois. Il est bien portant, a bon appétit, ne tousse pas ; en un mot l'état général paraît excellent.

Du côté des organes génitaux, nous trouvons la peau scrotale intacte ; pas de rougeur, pas de trajets fistuleux, seulement de légères adhérences. Le testicule gauche tout entier est pris ; il présente surtout à la partie supérieure, des bosselures, des inégalités, des duretés. L'épanchement vaginal est très-peu considérable. L'épididyme est indolent; mais lui aussi est dur et raboteux. Rien du côté de la prostate, non plus que du cordon et des vésicules séminales. En présence de ces symptômes, et malgré l'absence de tubercules du côté de la prostate, nous portons le diagnostic d'orchito-épididymite tuberculeuse.

Dans ces deux observations, et nous pourrions les multiplier, nous voyons deux jeunes sujets se contusionner les bourses sur la selle d'un cheval; l'un est âgé de 18 ans, l'autre n'a guère que 3 ans de plus : tous deux sont robustes, vigoureux, de forte santé. Chez le premier cependant survient une orchite franche que termine malheureusement une sclérose interstitielle. Chez le second qui est loin d'être faible et débile, le testicule répond bien à la violence extérieur par une inflammation; mais cette inflammation ne se résoud pas, et il en résulte une orchito-épididymite tuberculeuse. Dans les deux cas, nous trouvons la même cause; les deux individus sont également bien constitués; mais le terrain local était autre, nous avons eu un résultat différent.

La nécessité d'un état spécial de l'organe pour que la cause provocatrice amène le développement de tubercules, ressort patente des faits ci-dessus cités. Nous en donnerons une autre preuve en disant que le tubercule ne se développe pas également dans tous les organes. Bien plus, pour les organes où il se montre de préférence, il a des siéges de prédilection, il apparaît en des points qui ne se distinguent nullement par des fonctions physiologiques spéciales,mais dont les particularités résident dans leur disposition anatomique, leur situation ou leur forme. Il y a donc une certaine *Immunité* en opposition avec la *prédilection*. Je me contente pour le moment de constater le fait purement et simplement; plus tard je tâcherai d'en donner la raison, et maintenant, je me pose immédiatement une question subsidiaire: *La prédisposition locale a-t-elle besoin pour se manifester d'une cause occasionnelle.*

Je ne voudrais pas être trop absolu; toutefois, je crois pouvoir affirmer que dans l'immense majorité des cas, pour ne pas dire dans tous les cas, une cause occasionnelle a été la condition indispensable de la mise en évolution de la *prédisposition*, qui sans elle fût sûrement restée éternellement à l'état de puissance passive et latente. Il est vrai, à lire certaines observations, on est porté à croire que dans quelques circonstances, un état local spécial des tissus et des organes est, en l'absence de toute cause provocatrice saisissable, une cause suffisante de productions tuberculeuses. Mais même dans ces cas, la cause irritative a existé ; et si elle échappe, c'est qu'elle n'est que transitoire et passagère, et que pour un motif ou pour un autre, elle est dissimulée par le malade. Entre mille, en voici un seul exemple.

Obs. VII (M. Chenet). — Invasion brusque, sans cause appréciable ; gonflement énorme du testicule et de l'épididyme réunis en une seule tumeur ; bosselures tardives sur l'épididyme ; rien à la prostate, ni aux vésicules.

Armand L..., âgé de 17 ans, homme de peine, entre le 20 avril 1876 au n° 31 de la salle St-Honoré (service de M. Panas).

Au milieu de la nuit, ce jeune homme a été pris subitement, du 15 au 16 avril, de douleurs très-vives dans le testicule gauche, douleurs lancinantes avec sensation de pesanteur et de tiraillement ; en même temps la peau s'enflamme et se tend au point d'empêcher le plissement du scrotum entre les doigts. — Le lendemain matin, le volume de la moitié gauche du scrotum était double de celui d'un œuf de dinde, et il n'a pas varié jusqu'à l'entrée du malade, il n'y a pas de réaction générale ; l'appétit est conservé, le sommeil est bon.

Au moment de son entrée (20 avril), nous trouvons les parties dans l'état suivant : Le volume de la moitié gauche du scrotum dépasse le point ; la forme est un peu plus allongée : la peau est rouge, luisante, très-tendue, adhérente aux plans profonds à gauche ; elle est légèrement œdématiée à droite. D'ailleurs, il est impossible de distinguer l'épididyme du testicule : le tout forme une masse d'une consistance très-ferme, à surface parfaitement lisse, et la pression n'y détermine aucune douleur. A la partie postérieure et inférieure nouscroyons trouver de la fluctuation.

Le cordon paraît absolument sain. A droite l'œdème de la peau ne permet pas d'apprécier exactement l'état de l'épididyme et du testicule, qui l'un et l'autre paraissent sains. Il n'existe aucun écoulement uréthral, et le malade affirme n'en avoir jamais eu. Il n'a pas reçu de contusion, il nie tout excès vénérien et ne présente aucun signe de syphilis. Sa santé a toujours été bonne, il est même vigoureusement constitué.

Notre malade n'a jamais uriné de sang ; la miction n'a jamais été douloureuse, et la défécation ne détermine non plus aucune douleur du côté de la prostate ou du canal de l'urèthre. Jamais les érections et les éjaculations n'ont été douloureuses ; d'ailleurs le toucher rectal ne révèle aucune altération du côté de la prostate ou des vésicules séminales, et n'éveille aucune sensibilité anormale. L'apyrexie est complète. On ordonne des cataplasmes et le repos au lit.

Le 22 avril, le volume des parties a déjà diminué, mais le palper permet de distinguer très-nettement à la tête de l'épididyme, un petit noyau de la grosseur d'une noisette, ferme, arrondi, indolent. Le volume et la sensibilité de la glande deviennent normaux ; pas de changements à gauche. La tunique vaginale contient très-peu d'épanchement.

Le 27, l'amélioration de l'état local est manifeste, le volume du scrotum a beaucoup diminué. La peau a repris un peu de sa souplesse à la partie inférieure, mais un peu plus haut, l'adhérence est toujours aussi complète et la peau ne fait qu'une masse avec le testicule et l'épididyme. Cependant la résolution continue et avance peu à peu. Le 5 mai, le testicule n'a plus que le volume d'un œuf de dinde. La fluctuation est toujours obscure à la partie inférieure ; la tumeur est indolente ; la peau libre en haut est toujours fortement adhérente sur les côtés ; le testicule et l'épididyme qui du reste ne font qu'une seule tumeur sont bosselés et irréguliers. A droite, le noyau de la tête de l'épididyme conserve toujours les mêmes caractères. A partir de ce moment il ne survient aucun changement notable. Toutefois le malade par suite de son séjour prolongé à l'hôpital a maigri, bien qu'il n'ait présenté aucun mouvement fébrile et qu'il ait toujours eu bon appétit. L'auscultation des poumons, renouvelée à plusieurs reprises n'a révélé aucun signe de tuberculose. Le toucher rectal ne fournit de même que des signes négatifs.

Nous avons, dans cette observation, le type d'une orchito-dédidymite tuberculeuse aiguë, paraissant être survenue brusquement et spontanément. En tout cas, pour l'expliquers nous ne trouvons ni coup, ni fatigue, ni excès, ni accident vénériens. Mais, si nous remarquons que tous les cas semblables sont relatifs à des sujets encore jeunes, nous ne ferons peut-être pas une hypothèse trop invraisemblable en disant qu'ici le point de départ est l'onanisme. Aussi ne croyons-nous pas trop nous avancer en soutenant avec M. Broca, que la prédisposition, que d'ailleurs elle soit locale ou générale, est toute passive ; c'est une simple réceptivité, une aptitude latente ; c'est, soit un terrain préparé, soit un organisme en état de réceptivité morbide, mais qui a besoin d'une cause occasionnelle pour évoluer.

Si nous insistons sur ce fait ; c'est que cette question n'est pas seulement théorique, elle est d'un haut intérêt pratique. Plus en effet on se figure qu'un processus est dyscrasique, plus on le fait dépendre d'altérations générales de la masse sanguine, et plus encore il entre naturellement en lui l'idée de danger et de malignité ; tandis qu'il peut être regardé comme circonscrit ou local, comme au moins relativement innocent et de bonne nature, lorsqu'il depend de la prédisposition de certains produits ou de causes occasionnelles locales.

Mais de crainte qu'on interprète mal ma pensée, je tiens à ajouter qu'il se comprend de soi-même que lorsqu'une certaine partie est dans un état tel que ses propriétés régulatrices aient faibli, cet état doit se prononcer avec d'autant plus de force, lorsque *conjointement l'état général de l'organisme est défavorable,* lorsque particulièrement la composition du sang est viciée, lorsque la nutrition générale languit, lorsqu'il s'y ajoute peut-être encore des affections psychiques quelconques ou d'autres maladies nerveuses, qui influent sur la circulation, sur la digestion. De telles circonstances seront causes de renforcement du travail morbide, mais la prédisposition locale devra toujours et régulièrement être le point capital ; c'est elle qui déterminera en grande partie la nature du produit développé dans le tissu.

Et Virchow exprime la même pensée en ces termes : Je ne pense pas, dit-il, qu'un observateur quelque ennemi qu'il soit des diathèses, s'avise jamais de soutenir que l'état général de l'organisme soit parfaitement indifférent, étranger au développement de tubercules localisés, et que toujours, en toutes circonstances, il ne faille rapporter ces produits qu'à des altérations locales particulières aidées de causes extrinsèques. Un trouble général fait naître dans le corps certaines dispositions, et par suite, certains organes déjà prédisposés sont plus aptes à être atteints par l'impression morbide.

Pour moi, j'irai plus loin, et je dirai d'accord sur ce point avec certains observateurs, qu'une maladie antérieure quelconque qui a amené dans le corps une altération profonde de la nutrition en général, peut avoir la valeur d'une cause prédisposante. Susceptible d'être acquis à la suite de maladies longues, cet état vicieux de l'organisme peut aussi être engendré par les fatigues matérielles et morales, par les excès vénériens, par les veilles prolongées, par une alimentation insuffisante et de mauvaise qualité, par l'encombrement, en un mot par toutes les influences hygiéniques mauvaises.

Mais, entre considérer comme je le fais cet état de diathèse et d'altération nutritive comme cause prédisposante, et comme le dit très-bien Broca, comme une cause de maladie, et encore une cause prématurée, inaccessible à nos sens ; ou bien y voir comme tant d'auteurs, la cause essentielle, efficiente du mal, il y a une différence immense. Je n'insiste tant sur cette question que parce qu'elle me paraît capitale, et que selon que l'on adopte l'une ou l'autre de ces opinions, on doit se comporter d'une façon toute différente dans la pratique.

Incontestable et incontesté est donc l'état général diathésique dans le développement de productions tuberculeuses, que d'ailleurs elles soient généralisées ou même simplement localisées. Mais parallèlement à cette considérable influence, se place l'influence indéniable des états locaux des tissus et des organes, influence même tellement nécessaire, que la diathèse héréditaire ou acquise aidée de violences extérieures, n'est pas par elle-même, dans toutes les circonstances, une condition suffisante de productions tuberculeuses. L'observavation suivante à ce titre est bien remarquable.

OBSERVATION VIII.

F..., âgé de 24 ans, est tuberculeux ; il tousse constamment et a eu plusieurs hémoptysies. L'examen de la poitrine révèle de la matité à la percussion; à l'auscultation, on trouve une expiration rugueuse et prolongée, de la voix bourdonnante et des craquements secs à droite ; à gauche, des râles sous crépitants très-nombreux.

Depuis 1867, il a eu trois blennorrhées, toutes caractérisées par l'abondance de l'écoulement et l'absence complète de douleurs, même les premiers jours. La dernière qui datait de six semaines, suivait son cours avec les mêmes symptômes que les précedents, lorsque le malade est pris de vive douleur dans la glande droite. Celle-ci rougit, surtout au niveau de l'épididyme, qui coiffe le testicule en le débordant de toutes parts. Il n'y a pas de vaginalite : le cordon et la prostate sont sains ; peu à peu la douleur a disparu, mais la résolution a été bien lente, et nous craignions une évolution caséeuse. Il n'en a rien été, et au bout de quatre semaines, la tuméfaction avait disparu. En juillet, six mois après le malade est entré dans le service de M. Labbé pour y être traité d'une fistule à l'anus ; les deux testicules étaient absolument semblables et sans la moindre trace d'altération tuberculeuse.

Cette observation montre donc bien qu'il ne suffit pas toujours que la diathèse tuberculeuse et la cause occasionnelle se trouvent réunies pour que la tuberculisation soit fatale ; il faut encore qu'il y ait état spécial de l'organe lésé.

C'est pourquoi, nous croyons pouvoir nous résumer en ces quelques lignes :

1o L'état tuberculeux ou scrofuleux, héréditaire, inné ou acquis d'un individu, aidé d'une cause occasionnelle, est une cause suffisante de productions tuberculeuses ; mais ce n'est pas dans tous les cas une condition fatale et nécessaire ; le plus souvent il faut qu'il y ait en même temps un état tout spécial de l'organe lésé.

2° Dans quelques cas rares, la diathèse tuberculeuse est une cause suffisante d'évolution tuberculeuse dans un organe d'élection, abstraction faite de toute cause provocatrice.

Au moment même où nous allions mettre ce travail sous presse, nous avons eu la bonne chance de rencontrer dans la *Revue mensuelle de médecine et de chirurgie*, 1877, N° 1, un aperçu sur la *tuberculisation d'origine traumatique*, dû à la plume de M. Verneuil, où ce grand maître se propose, les faits en main, « d'éclairer la question des rapports qui existent entre les lésions traumatiques et les états constitutionnels. » Or, relativement à notre sujet, il cite l'observation suivante, que nous allons reproduire tout au long.

G... (Charles), 28 ans, employé comptable, entre à la Pitié le 10 novembre 1876, pour une affection des voies urinaires datant de plusieurs mois, mais qui, dans les derniers temps, s'est considérablement aggravée.

Au mois de mars dernier, il a commencé à ressentir des envies fréquentes d'uriner et du ténesme vésical. En septembre, ces symptômes augmentent, des élancements se manifestent dans le bas-ventre et dans les reins, si violents parfois qu'ils amenaient des défaillances. La marche est pénible et révèle des douleurs; il en est de même de la station prolongée. Le passage des urines détermine dans l'uréthre des cuissons vives comme au cas de blennhorragie aiguë. La constipation est habituelle, mais la défécation généralement facile.

L'état général est assez mauvais. Le malade est pâle, anémique ; il a considérablement maigri et accuse une faiblesse extrême. Son médecin le crut atteint d'un rétrécissement uréthral, mais il n'a point exploré directement le canal. G. est de taille moyenne, très-bien bâti. Il nous donne sur ses antécédents les renseignements les plus précis. Né dans la Creuse, il y a passé son enfance. Son père est mort à 50 ans; sa mère a succombé jeune à une affection abdominale, une de ses sœurs est morte phthisique. Dans la première enfance, G. a eu des gourmes assez rebelles; vers 10 ans, il a présenté au cou des engorgements ganglionnaires qui se sont dissipés lentement et sans suppuration. L'adolescence est survenue, et la constitution s'est affermie à ce point qu'à 18 ans (1865), notre jeune homme, robuste et alerte, s'est engagé volontairement. Sobre sous tous les rapports et parvenu au grade de sergent-major il jouissait au début de la guerre de 1870, d'une santé parfaite que n'avait point troublé une blennorrhagie légère contractée l'année précédente et qui avait rapidement cédé à un traitemnnt de 8 ou 10 jours.

Le 1⁰ʳ septembre 1870, sous les murs de Sedan, il reçoit une balle qui frappe la partie supérieure du scrotum et pénètre à une faible profondeur sans blesser les testicules. Elle est facilement extraite le lendemain. Au bout de six semaines la guérison était presque complète, lorsque la plaie envahie par la pourriture d'hôpital, se r'ouvre, s'étend, se creuse donnant lieu à des douleurs extrêmement vives. Puis survient une dysentérie, qui réduit le malheureux blessé à l'état de squeiette. Cependant, pour ne point être emmené captif en Allemagne, il passa en Belgique à pied. Malgré le froid et les privations, il se relève quelque peu. En décembre, rentré en France, il s'incorpore à un régiment de marche, prend part à la bataille du Mans et récupère ses forces. Il achève son temps dans l'armée de Versailles d'où il ne sort que pour être libre en Février 1872.

A cette époque, il était complètement rétabli ; le scrotum avait repris son volume et ne présentait qu'une cicatrice assez large tout à fait indolente. Toutefois, depuis plusieurs semaines, G. avait constaté au niveau de la partie inférieure des deux testicules une induration légère qu'il attribuait à son ancienne blessure, mais qui ne causait ni gêne ni souffrance.

Bouvier.

3

Rentré dans la vie privée, le malade qui, jusqu'alors, n'avait eu que de rares rapports sexuels, se livra au coït avec une sorte de fureur, il avait des désirs continuels et les satisfaisait sans mesure. Il en résulta un grand affaissement, et souvent une telle faiblesse qu'à plusieurs reprises G. dut interrompre son travail et prendre du repos. Au mois d'octobre survint une toux sèche, fatigante, accompagnée d'hémoptysies qui durèrent huit jours, d'un mouvement fébrile le soir et de sueurs nocturnes qui depuis ce moment ont toujours persisté plus ou moins abondantes.

Le malade s'apercevait bien que son état était la conséquence de ses excès vénériens; il devint donc plus raisonnable, mais il continua néanmoins à coïter souvent en 1873 et 1874, jusqu'au moment où à l'excitation génitale exagérée succéda une anaphrodisie presque complète. Dans les premiers mois de 1875 les désirs disparurent et les érections dévinrent plus rares. L'abstinence parut produire de bons effets ; dans le cours de 1875, et jusqu'au printemps de 1876, la santé se rétablit et les forces reprirent. Cependant, au mois de mars dernier, divers accidents apparurent. D'abord la dysurie, encore supportable, puis quelques malaises dans le bas-ventre et les reins ; de temps en temps on voyait au méat une goutte d'un liquide épais, analogue au muco-pus, dout la défécation provoquait également l'issue. Enfin les phénomènes d'excitation génitale se montrent à nouveau, sous forme d'érection nocturne avec rêves lascifs et pollutions, le tout suivi de lassitude et d'exacerbation dans la dysurie sans que les fonctions digestives fussent notablement intéressées, les forces diminuèrent et l'amaigrissement fit des progrès considérables.

Au mois de septembre, comme nous l'avons dit, tout le cortége symptomatique acquit une grande intensité, les douleurs surtout devinrent vives et incessantes. Il est à noter qu'elles ne se montrèrent jamais ni dans la cicatrice scrotale ni dans les indurations épididymaires.

Etat actuel, le 11 novembre. A la partie latérale gauche du scrotum, un peu au-dessus du testicule, cicatrice bien plus blanche, régulière, souple, de 15 ou 16 millimètres de diamètre. Volume normal des bourses et du pénis, glandes séminales saines, non atrophiées, indolentes ; les deux cordons spermatiques sont normaux. Au niveau de la queue des épididymes, induration à peu près égale des deux côtés, bosselée, ferme au toucher, sans adhérence à la peau, et n'ayant, paraît-il, aucune tendance à s'accroître.

Le toucher rectal dénote un gonflement irrégulier de la prostate et des vésicules séminales, offrant les caractères types de la tuberculisation de ces organes, le sphincter anal fortement contracté gêne un peu l'exploration, qui du reste n'est point douloureuse. Le cathétérisme est facile ; une grosse sonde à renflement olivaire est arrêtée un instant au col de la vessie et provoque une sensation pénible ; elle ramène un fluide blanchâtre analogue à celui qui s'écoule parfois spontanément. La palpation de l'hypogastre et des régions lombaires ne provoque point de souffrance.

Les urines rendues en quantité à peu près normale sont blanchâtres, troubles, et laissent un dépôt grumeleux, d'apparence plâtreuse ; elle ne renferment ni albumine, ni sucre, et seulement quelques leucocytes.

Les selles sont naturelles ; point de diarrhée ni de constipation ; point de douleurs dans la défécation. G... a la voix très-voilée ; il ne tousse pas, respire aisément, et n'accuse ni essoufflement, ni palpitation ; cependant l'exploration du thorax révèle à la percussion une submatité au niveau des sommets, ainsi qu'une notable diminution du murmure vésiculaire.

Les sueurs se montrent presque toutes les nuits, parfois accompagnées d'un mouvement fébrile.

La douleur est le symptôme le plus frappant. Elle siége au col de la vessie, dans tout le trajet de l'urèthre lors de la miction, laquelle se renouvelle très-fréquemment, dans tout le bas-ventre et dans les reins, parfois aussi dans les aines et dans les cuisses, jusqu'au genou, sous forme d'élancements névralgiques.

Le diagnostic ne présente aucune difficulté.

G... n'a jamais eu de blennorrhagie intense ni rebelle, son canal est libre ; donc, point de rétrécissement.

Les urines ne renferment ni dépôt salin, ni pus, ni sang, donc pas de pierre.

La prostatite chronique de nature chronique n'existe pas, puisqu'il n'y a pas de douleurs au toucher rectal.

L'âge exclut l'idée d'une hypertrophie prostatique ordinaire, enfin les signes physiques et les symptômes démontrent qu'il s'agit d'une tuberculisation générale à forme névralgique.

Montrons dans un bref résumé l'enchaînement des faits.

G... naît dans une contrée de la France qui fournit un large contingent d'adultes robustes. Il passe sa jeunesse au grand air et sans séjourner dans l'atmosphère des villes. La scrofule cependant est dans la famille ; une sœur y succombe et G... lui même en présente les indices légers, passagers même, et néanmoins non douteux.

G... cependant se développe et acquiert des forces à ce point qu'à 18 ans il est accepté dans l'armée comme engagé volontaire.

La vie de caserne est une rude épreuve pour maint jeune soldat prédisposé.

Le nôtre y résiste, probablement parce qu'il est sobre sous tous les rapports. Tout porte à croire que s'il avait regagné la province à l'expiration de son congé, il eût fourni une carrière de durée au moins moyenne. Mais le sort en avait autrement décidé, et voici venir la série des causes déterminantes. D'abord une blessure peu grave en elle-même, et qui risquait au plus de faire du blessé un monorchide au point de vue physiologique. Puis, les complications l'une locale, la pourriture d'hôpital, qui retarde la guérison et fatigue l'organisme par les souffrances qu'elle provoque, l'autre générale, la dysentérie épidémique, qui débilite si profondément; une troisième enfin, composé complexes de souci, de froid, de fatigues, de privations, et qu'on appelle si énergiquement et si justement le *mal de misère*. La constitution est encore si vigoureuse qu'elle semble triompher de cette redoutable association. G... se relève, reprend du serviee et pendant plusieurs mois participe vaillamment aux deux campagnes de la Sarthe et de Paris. Le repos enfin lui est accordé, mais il n'était plus temps. L'*arundo lethalis* du poète était implantée !

Vers la fin de 1870, insidieusement, traitreusement, se développe l'induration épididymaire tout à fait indolente, d'ailleurs fort bénigne, et pourtant premier indice d'une affection qui, en dépit de son évolution lente, finit presque toujours par entraîner la mort.

Nous avons tenu à rapporter tout au long cette observation, parce qu'elle nous a paru bien remarquable et bien propre à montrer, indépendamment de l'état mauvais de l'organisme tout entier, l'influence capitale des états vicieux purement locaux des organes, dans les productions tuberculeuses.

Nous voyons en effet un jeune homme qui, dans sa jeunesse, a présenté des manifestations strumeuses, mais dont la constitution s'est ensuite si favoreblement améliorée, qu'à l'âge de 18 ans, il peut s'engager comme volontaire. Surgit la fatale guerre de 1870. G... est atteint d'une balle au scrotum ; par suite de fâcheuses complications, la guérison est assez longue. A ce moment cependant, la résistance vitale de l'organe lésé est encore trop considérable, le tubercule ne se développe pas, bien qu'à l'état local viennent se joindre les misères, les fatigues, les maladies, les soucis, en un mot toutes les causes les plus terribles de débilitation.

Mais G... rentre dans la vie privée, et voilà que ce jeune homme, jusqu'alors sobre, s'adonne avec fureur aux excès vénériens ; son organisme en est vivement impressionné. Néanmoins, ce ne sont pas les poumons qui ressentent les premières atteintes du mal, mais bien les organes génitaux, stimulés par un traumatisme et profondément débilités par des rapports sexuels trop fréquents. Sans sa blessure, G..., à titre d'ancien scrofuleux, eût pu, tout comme un autre, être atteint de la lésion épididymaire, mais je ne puis m'empêcher de croire que la plaie scrotale a aidé à cette localisation particulièrement, plus puissamment à elle seule que la dysentérie et le mal de misère, qui n'ont fait que favoriser d'une manière générale le réveil imprévu de la diathèse. De même aussi les excès vénériens en débilitant les glandes testiculaires ont eu dans le développement de l'affection, une influence beaucoup plus considérable que le mauvais état de l'organisme.

Mais une fois installée dans l'économie, et quoique ne portant que sur un point très-limité, la tuberculose dans ce cas a malheureusement poursuivi sa marche ; le rôle du traumatisme et de l'irritation débilitante était fini, mais l'impulsion était donnée, et l'évolution devait être complète. J'affirme que cette impulsion venait de l'organe génital ; en effet, nous notons bien, sous l'influence d'une sorte d'érotomanie, une première poussée du côté du poumon dès la fin de 1872, mais cette tentative de phthisie avorte pour ainsi dire, ou du moins reste stationnaire. Au contraire, le tubercule génital s'étend de proche en proche, passe à la prostate, aux vésicules séminales, au col de la vessie. Aujourd'hui encore, malgré la cachexie commençante, les phénomènes thoraciques sont peu prononcés ; et si cet état dure quelque temps encore, G... succombera à la phthisie génitale plutôt qu'à la phthisie pulmonaire.

Donc, au risque de nous répéter, nous dirons, heureux de nous appuyer sur l'autorité de M. Verneuil, « que le traumatisme peut provoquer l'apparition du tubercule chez les sujets scrofuleux, et dans certaines conditions données. » Ces conditions nous en avons déjà parlé longuement ; nous y reviendrons maintes fois encore dans le cours de ce travail.

Par sa situation, le testicule, organe mobile, pendant entre les cuisses, est plus exposé qu'aucun autre organe à être influencé par les agents extérieurs ; c'est là, outre la structure anatomique, la disposition physiologique, les états pathologiques spéciaux, une raison suffisante pour expliquer la fréquence des tubercules accidentels du testicule. Cependant les traumatismes et les irritations externes sont loin d'être nocives pour les autres organes, entre autres pour les os, les ganglions lymphatiques et les poumons. Nélaton a insisté sur l'apparition fréquente de l'ostéite tuberculeuse à la suite de contusions. J'ai pu, écrit-il, me convaincre par l'examen attentif d'un grand nombre de malades, que la tuberculisation infiltrée ou circonscrite des os, est toujours précédée de quelque travail phlegmasique. Chez les uns, c'est à la suite d'un coup; chez les autres, c'est quelque temps après s'être fati-

gués, heurtés, froissés d'une manière quelconque, que l affection tuberculeuse est survenue.

Plus frappante encore est cette influence pour les ganglions
lymphatiques. Certes, je sais qu'actuellement encore il s'en
faut beaucoup que les lésions des ganglions soient bien
connues et bien définies ; cette ignorance est due à la difficulté extrême de nettement définir la structure normale des
ganglions, et aussi de combler les lacunes relatives à leur
anatomie pathologique. Ainsi, il est des auteurs qui consi-
dèrent toutes les lésions des ganglions comme de nature scro-
fuleuse ; d'autres admettent qu'il peut y avoir des tubercules
dans les ganglions, mais ces tubercules seraient fort rares ;
enfin, il en est qui, plus sages à mon avis, renonçant à trouver des différences bien nettes entre le scrofulisme et la tuberculose, n'admettent pas de séparations entre ces deux états
pathologiques. Quoi qu'il en soit de cette question de doctrine,
nous dirons que les tubercules se rencontrent fréquemment
dans les ganglions, et qu'ils se développent sous l'influence
de causes générales ou bien même d'états purement locaux.
Sur ce point, écoutons Cruveilhier : «Il faut bien reconnaître,
dit-il, qu'il existe des tuberculisations ganglionnaires, soli-
taires ou régionales, purement locales, indépendantes de l'é-
tat général. Ces ganglions, d'ailleurs, se tuberculisent ordinairement, pour ne pas dire toujours, à la suite d'une irritation directe ou indirecte. Telle est aussi l'opinion de Tahon.
Selon lui, il est fréquent de rencontrer une tuberculisation
ganglionnaire primitive, chez des individus d'ailleurs sains,
principalement dans la région sous-maxillaire ; mais comme
les autres dégénérescences des ganglions y trouvent aussi
leur siége de prédilection, il en résulte que les chirurgiens
ont à se préoccuper, à chaque instant, de distinguer les unes

des autres ces altérations variées. Or, nous avons eu à examiner plusieurs fois dans le laboratoire d'histologie du Collége de France, des masses ganglionnaires indurées, tuberculeuses, que l'on avait prises pour des sarcômes primitifs des ganglions, et que l'on avait extirpées. En voici des exemples.

Observation IX (M. Verneuil).

Sur un individu de 30 ans, d'une forte constitution, sans antécédents strumeux, j'ai extirpé un ganglion axillaire tuberculeux, ayant la forme et le volume d'un gros œuf de dinde. Cette tumeur survenue à la suite d'une lymphangite, était complètement indolente et n'avait d'autre inconvénient que d'incommoder et d'inquiéter le malade. Elle était bosselée inégalement et irrégulièrement ; sa consistance était celle d'un corps fibrenx.

Anatomie pathologique. — La section de cette tumeur m'a démontré qu'elle était constituée par un grand nombre de petites masses arrondies, tuberculeuses, d'inégal volume, les unes très-dures, d'autres ayant la consistance du mastic de vitrier desséché, parfaitement distinctes et séparées par une gangue fibreuse très-résistante.

Obs. X. — Adénite tuberculeuse axillaire consécutive à une lymphangite (Cruveilhier, Tr. d'anat. path.) ; examen microscopique de la tumeur.

Les ganglions lympathiques du triangle de Scarpa et ceux qui leur font suite dans la fosse iliaque gauche (du côté du genou malade) offraient une hypertrophie considérable, quelques-uns ayant acquis jusqu'au volume d'un gros œuf de pigeon. La chaîne ganglionnaire est interrompue au niveau de l'arcade crurale. La consistance de ces ganglions est variable ; il y a des points de ramollissement complet, et, en effet, la coupe de ces parties fait écouler un liquide épais, grisâtre, caractéristique. Dans les points non ramollis, on voit manifestement au milieu de la trame hyperthrophiée du ganglion, des granulations arrondies, grises ou jaunâtres, isolées ou agglomérées en bloc qui déjà subissent le ramollissement caséiforme.

Rien de semblable du côté opposé.

D'après ce même auteur, la tuberculisation des ganglions de la fosse iliaque et du pli crural n'est pas rare dans les coxalgies. C'est ainsi qu'après le siége de Paris, dans le service de M. Trélat, nous avons vu, consécutivement à des lymphangites, un certain nombre de ganglions caséeux, développés dans l'aisselle.

Aussi, ne craignons-nous pas de dire qu'ils sont dans une profonde erreur les nombreux auteurs qui nient l'influence des causes purement locales dans la ganglionnite tuberculeuse ; car souvent, comme le dit très-bien Larrey, les causes sont externes, agissant tantôt directement sur les ganglions, comme les contusions, les plaies, les frottements répétés ; tantôt indirectement, comme les lésions susceptibles de déterminer une irritation locale et de la transmettre aux ganglions soit par continuité de tissu, soit par sympathie organique. C'est pour cette raison que les ganglions tuberculeux se rencontrent si souvent au cou, beaucoup plus exposés que ceux d'autres régions aux influences extérieures. Une cause externe, le frottement du col, explique le développement de l'affection chez les jeunes soldats, qui n'ayant jamais porté le col, s'y trouvent assujettis en entrant au service ; tandis que les zouaves et les spahis, qui sont presque constamment à l'abri de cette pression, en sont exempts. L'adénite tuberculeuse qui se développe chez les jeunes soldats est donc manifestement le résultat de causes spéciales locales. Certes, je ne prétends pas nier que le tempérament lymphatique, la faiblesse de la constitution, la transition brusque de la vie des champs, à la vie de garnison, les changements d'habitude, de régime, de nourriture et surtout de climat ; la transmission d'un pays chaud, tempéré, à un pays froid et humide ; le voisinage des fleuves, des rivières, des marais ; les variations de température, les fatigues du service dans la mauvaise saison surtout ; les factions de nuit ; les conditions de l'encombrement dans les corps de garde, les salles de police ; la malpropreté dans la tenue, les excès de tout genre, vénériens surtout, les maladies syphilitiques, la nostalgie enfin et ses conséquences fâcheuses soient sans influence. Certes, ces causes sont bien capables de créer une disposition fâcheuse de l'organisme, se traduisant par un retentissement local sur le *locus minoris resistentiæ*. (*De locis minoris resistentiæ*. Th. de M. Petit. Verneuil, congrès de Nantes 1874). Nous ne pouvons nier cependant que l'état purement local ne soit ici le fait dominant ; sans les agents extérieurs, la maladie serait restée éternellement à l'état passif et latent ; or, qu'est-ce qu'une maladie qui ne se traduit par aucunes manifestations générales ou locales. Et, ne remarquons-nous pas que les ouvriers émigrant de pays pauvres, se rendant dans des centres populeux, sont en général moins favorablement placés sous le rapport des vêtements et de l'hygiène que les jeunes militaires, et que cependant, chez eux, l'adénite cervicale tuberculeuse est exceptionnelle. Donc, dans l'adénite tuberculeuse, les causes générales ont un rôle secondaire ; seules les causes externes sont essentielles ; et, parmi les principales, nous citerons d'une part, l'uniforme ; d'autre part, l'action du froid humide, agissant sur la figure et sur le cou du soldat en faction, placé dans le courant d'air établi entre les deux lucarnes de la guérite (Larrey).

Abordons maintenant la tuberculose pulmonaire. Relativement à la tuberculisation de ces organes, nous disons encore qu'il y a des causes directes et des causes indirectes, susceptibles d'engendrer cette terrible maladie. Ces dernières causes ne sont pas du domaine de ce travail ; d'ailleurs, quelque

nombreuses et variées qu'elles soient, elle peuvent se résumer
en un mot : faiblesse congénitale ou acquise de la nutrition, ce
mot étant pris, bien entendu, dans son sens physiologique
le plus large. Capitale certainement est cette cause ; mais je
trouve qu'on n'attache pas assez d'importance aux états purement locaux, prédispositions et influences extérieures. En
effet, si toujours et dans toutes les circonstances, la phymatose pulmonaire avait pour cause une dyscrasie de l'économie, quelque chose de spécifique, les individus d'une constitution faible, délicate, cachectique, seraient seuls affectés.
Nous voyons cependant cette maladie sévir fréquemment
parmi les individus les mieux constitués et offrant toutes les
apparences d'une excellente santé. Et chez eux le point de
départ du tubercule a presque toujours été une puissance
extérieure.

A la suite d'un traumatisme, en effet, soit le traumatisme
immédiat, soit le traumatisme médiat, c'est-à-dire, les violences extérieures qui atteignent le thorax, sans léser directement les organes contenus, les poumons peuvent s'enflam-
mer. Dans certains états spéciaux, ces organes, au lieu de
répondre à l'irritation par une inflammation franche, brusque, à évolution rapide, ne la traduisent que par une inflammation lente, spécifique et de mauvaise nature. Il y a longtemps que Cruveilhier a démontré, pour la première fois,
que l'irritation artificielle peut devenir le point départ de
tuberculisation pulmonaire chez des animaux bien portants;
car ayant introduit, par l'injection, des corps étrangers, des
globules mercuriels, dans l'artère fémorale, dans les dernières ramifications bronchiques et dans les vésicules pulmonaires, il vit se produire plus tard chez ces animaux une
série de phénomènes analogues à ceux de la phymatose pul-

monaire; et il trouva à l'ouverture de ces animaux sacrifiés aux différentes époques de la maladie, et dans les dernières ramifications vasculaires ou bronchiques, d'abord de petits abcès qui contenaient des globules mercuriels, puis des tubercules semblables à ceux qui se rencontrent ordinairement dans les poumons.

MM. Cornil et Ranvier sont arrivés à des résultats semblables en injectant dans la trachée des chevaux, de l'essence de térébenthine ou de la poudre d'euphorbe. Béhier l'a également produite en injectant de la graisse dans les veines articulaires des lapins. Les mêmes résultats ont été obtenus par Damaschino, en introduisant dans les veines jugulaires des graisses d'un certain volume. Enfin Lebert a reproduit toutes ces conditions en injectant des poussières dans les bronches et les vaisseaux. Le pus a donné les mêmes résultats. Et ces lésions locales, mécaniques, sont de tous points semblables à celles qui se développent sous l'influence d'une infection générale de l'organisme. Ici l'iritation est artificielle et directe. Or, une irritation mécanique et indirecte du poumon peut à la longue amener dans cet organe des modifications spéciales, en vertu desquelles le tubercule éclora chez des individus d'ailleurs complètement sains. Au Congrès de Lille, 1874, M. Perroud a fait à ce sujet une importante communication, relative à une nouvelle espèce de phthisie : *la phthisie des mariniers dans le département du Rhône et spécialement à Lyon*, qui serait provoquée par l'usage prolongé de l'harpi.

Sous ce nom, les mariniers, dans le département du Rhône désignent une longue perche, dont une extrémité, armée d'une pointe ou d'un crochet de fer, est destinée à prendre un point d'appui sur le bord de la rivière ou sur des objets qui avoisinent le bateau, et dont l'autre extrémité, plus ou moins arrondie, se fixe sur le haut de la poitrine, dans la région sous-claviculaire. L'instrument étant ainsi placé, le marinier exerce sur lui, avec la partie supérieure de son thorax, des efforts de pression et de poussée, au moyen desquels il éloigne le bateau de la rive ou le fait progresser le long des bords. Ces manœuvres répétées soumettent le haut de la cage thoracique à une sorte de. traumatisme chronique qui retentit jusque sur le sommet du poumon. C'est une compression plus ou moins intense, compliquée de chocs plus ou moins multipliés et violents qui dépriment la région sous-claviculaire, et atteignent dans une certaine mesure la portion sous-jacente du poumon.

Chez les sujets prédisposés à la phthisie, ce traumatisme peut être une cause occasionnelle de tuberculisation et faciliter l'évolution de la diathèse préexistante. Mais il peut aussi, à lui seul et en dehors de tout état diathésique, entraîner la formation d'une inflammation chronique du poumon, qui aboutit souvent à la sclérose, mais qui peut aboutir aussi à l'état caséeux, à l'ulcération, au développement de cavernes et enfin, au marasme et à la consomption.

M. Perroud a eu l'occasion de constater maintes fois cette évolution chez des gens de forte constitution, de tempérament vigoureux, exempts de tout antécédent héréditaire, et vivant dans des conditions hygiéniques, sinon parfaites, au moins satisfaisantes. Et les malades eux-mêmes ont parfaitement conscience du rôle étiologique de l'harpi dans la production de leur affection ; ils sont les premiers à l'accuser. C'est d'abord un point de congestion chronique qui se forme au sommet du poumon, au niveau de l'endroit soumis aux fréquentes pressions exercées par l'*harpi*. En ce point, en effet, les malades ressentent une certaine douleur sourde et profonde ; puis ils se mettent à tousser. Cette toux finit par devenir habituelle, et si la maladie n'est pas arrêtée, la congestion pulmonaire devient de l'inflammation, la fièvre s'allume, des signes de ramollissement se manifestent, et la phthisie se dessine.

La phthisie des mariniers est en somme une phthisie traumatique ; rarement l'hémoptysie joue quelque rôle dans sa production. Sa marche est lente et son pronostic moins sombre que celui de la plupart des autres phthisies professionnelles, ce qui tient fort probablement au terrain sur lequel la maladie évolue (sexe masculin, âge adulte, homme à forte complexion et à musculature développée). Cette phthisie, assez fréquente, tend d'ailleurs à disparaître chez les mariniers du Rhône avec la profession qui l'engendre, depuis l'introduction de la batellerie à vapeur sur nos rivières et surtout depuis les travaux qui ont amélioré le cours de la Saône et ont rendu la navigation plus facile dans la traversée de Lyon.

CHAPITRE II.

Un fait, qui de tout temps a frappé les observateurs, c'est que certains organes sont plus disposés à contracter certaines maladies. Or, cette remarque s'applique de tous points au tubercule. Non-seulement, il ne se développe pas également dans tous les organes ; mais il y a des organes où il ne se développe jamais ni primitivement, ni consécutivement ; enfin, pour les tissus et les organes où il se développe de préférence, il y a des siéges de prédilcetion, lesquels cependant ne se distinguent nullement par des fonctions physiologiques spéciales, ni par un aspect extérieur nettement appréciable. Comment nous en rendre compte, sinon en admettant un état spécial de ces organes? Telle est d'ailleurs l'opinion de Virchow. Je tiens, dit-il, pour irrévocable la prédisposition spécifique des tissus, qu'elle soit héréditaire, congénitale ou acquise; elle explique non-seulement la naissance d'un tubercule unique, qui peut ensuite infecter comme tubercule primitif, mais aussi l'éruption multiple d'emblée qui se fait à la manière d'exanthème ou d'irritations locales ordinaires. Un refroidissement qui donne lieu à l'inflammation d'une synoviale articulaire, à une pleurésie ou à une péri cardite, peut dans certaines circonstances provoquer la formation de tubercules; un traumatisme qui frappe l'extrémité articulaires d'un os ou le cerveau peut devenir la cause déterminante de la tuberculisation de ces parties, à la condition toutefois, qu'elles se trouvent en état d'opportunité morbide. En fait, une des meilleures manières de nous en rendre compte est de voir dans la structure et la composition des tissus de tel ou tel organe, de tel ou tel appareil, une cause spéciale, particulière, inhérente, déterminant le développement tuberculeux. Nous l'exprimerons en disant : « *Que la structure anatomique normale est jusqu'à un certain point une cause prédisposante pour la fréquence particulière et la direction du tubercule.* »

Or ! si non contents de l'énoncé de cette formule vague et élastique, nous voulons pénétrer plus avant dans la structure intime et fine des parties, des tissus et des organes, qui sont les siéges ordinaires, fréquents des tubercules, nous verrons que les organes les plus exposés sont ceux qui ont une disposition celluleuse ou vésiculeuse (Cruveilhier), et c'est pour cette raison que l'affection tuberculeuse est si fréquente dans les poumons. C'est pour la même raison qu'elle se voit non moins souvent, peut-être plus souvent encore, dans les ganglions lymphatiques que les injections démontrent n'être autre chose qu'une masse de cellules ou de petites poches communicantes, où se rendent et d'où partent les vaisseaux lymphatiques.

Si, indépendamment des agents extérieurs, la cause prédisposante de la tuberculisation, si fréquente des ganglions lymphatiques, réside dans la nature des tissus et l'arrangement des fibres, il n'y a rien d'étonnant que, de son côté, la glande testiculaire soit souvent envahie primitivement ou consécutivement par ce produit; vu que, [selon Velpeau, la contexture du testicule forme de cet organe une masse homogène, roussâtre, qui, au premier coup d'œil, lui donne une véritable analogie avec certains ganglions lymphatiques raréfiés, hypertrophiés par l'inflammation.

Ranvier, dans son excellent manuel, n'a-t-il pas démontré que les organes et les tissus (tissus conjonctifs, lymphatiques, séreuses, ganglions, poumons) où le tubercule se montre de préférence, ont une grande analogie de structure. En effet, depuis les belles recherches de ce savant micrographe, on regarde le tissu lamelleux comme composé d'une série d'espaces, tapissés d'un épithélium plat. Les séreuses présentent le même plan de structure ; elles sont formées d'une couche de tissu conjonctif dense, revêtue d'une seule rangée continue de cellules épithéliales aplaties. Les lymphatiques ne sont aussi que des conduits faisant suite aux espaces conjonctifs, et dans lesquels l'épithélium discontinu du tissu conjonctif arrive à former une couche uniforme. Les ganglions eux-mêmes sont des sacs lymphatiques, de petites séreuses cloisonnées à l'infini, remplies de globules blancs ; ces cloisons, appelées tissu réticulé, sont revêtues du même épithélium qus les séreuses, elles retiennent la lymphe plastique et l'élaborent. Enfin le poumon, lui aussi, est représenté par une série de travées semblables à celles de l'épiploon, mais très-riches en fibres élastiques, pour qu'elles s'accommodent à la fonction spéciale de la respiration. Ces travées, comme celles de l'épiploon, sont recouvertes par des cellules épithéliales aplaties, à contour irrégulier, réunies ensemble par un ciment très-délicat.

C'est grâce à cette *prédisposition anatomique* que des tumeurs peuvent envahir un certain nombre d'organes semblables par leur structure, et respecter tous les systèmes anatomiques, à l'exception d'un seul. On a pu en effet compter sur des malades plusieurs centaines de lipômes, mais toutes ces tumeurs s'étaient formées dans le tissu cellulo-adipeux, et presque toutes étaient situées sous la peau ou dans son épaisseur. On a vu plusieurs centaines et même plusieurs milliers de tumeurs fibreuses se former dans les nerfs du même individu, et les autopsies ont montré (Smith et Houel) que toutes ces tumeurs avaient leur siége dans les troncs ou dans les plexus nerveux ; qu'aucune d'elles ne s'était formée dans les autres systèmes de l'économie. Les verrues multiples qui sont si communes, les cornes multiples dont on trouve dans la science des exemples si curieux sont également l'indice d'une disposition morbide répandue dans tout le tégument externe.

Nous trouvons donc dans l'espèce de tissu, dans l'agencement des fibres, des cellules et de la matière amorphe une première cause non-seulement du développement du tubercule dans certains organes, mais aussi de la localisation et de la direction de ce produit. Cette explication, basée sur les recherches

histologiques et surtout sur l'étude clinique, nous rend
compte d'une muliitude de faits, mais non de tous les faits
soumis à notre observation. Voici deux mêmes organes : ils
paraissent identiques en tout ; ils ont le même âge, la même
forme, la même grandeur, la même consistance ; ils ont la
la même structure ; ils exécutent d'une manière régulière les
mêmes fonctions ; tout à coup une même cause dans des circonstances analogues vient à agir sur eux, et l'un va être
réfractaire à l'irritation ou va y répondre par une inflammation simple ; l'autre, au contraire, va devenir le siége d'une
production tuberculeuse. Pourquoi ? Par ce que, dit-on bru-
talement, le terrain était autre. Pour moi, dans les cas de
cette nature, ce terrain consistera dans une prédisposition
locale physiologique. Et cette prédisposition, que d'ailleurs
elle soit héréditaire ou acquise, s'affirme comme une faiblesse,
une imperfection locale des tissus. Certaines parties du corps
se trouvent dans une fâcheuse situation, par suite de laquelle,
lorsqu'elles ont subi certaines influences extérieures ou
qu'elles sont atteintes de certaines lésions, elles ne peuvent
rentrer dans l'équilibre physiologique et ne peuvent donner
lieu à des états morbides normaux ou de bonne nature. Or,
relativement à cette imperfection, on ne peut faire que les
deux hypothèses suivantes : dès le principe, les tissus peuvent être imparfaits, ou bien un certain état de faiblesse est
survenu consécutivement à une nutrition vicieuse, à une
activité exagérée. Le fonctionnement normal d'un organe en
effet est une cause prédisposante de développement des tubercules, et un organe est d'autant plus prédisposé qu'il
fonctionne davantage et plus irrégulièrement. De nouvelles
fonctions, de noùveaux actes sont pour un organe la source
d'irritations nouvelles et multiples. C'est pour ce motif

que la glande mammaire, chez la femme, est affectée d'une foule d'altérations morbides à l'époque du déveleppement et du fonctionnement.

Dans les organes génitaux, c'est de 15 à 25 ans que les tubercules ont leur maximum de fréquence ; or, c'est précisément l'époque où l'appareil génital est dans toute sa vigueur, dans sa pleine activité fonctionnelle. Ainsi, dans les 10 observations de M. Reclus concernant des malades atteints de tubercules du testicule ou de l'épididyme, nous voyons que le 1er a 30 ans ; le 2e 35 ; le 3e 28 ; le 4e 23 ; le 5e 25 ; le 6e 32 ; le 7e 27 ; le 8e 17 ; le 9e 45 ; seul le 10e avait 57 ans. Dans les 9 cas rapportés tout au long par le Dr Salleron, les sujets sont compris dans une limite moyenne de 22 à 32 ans. Dufour, sur 104 autopsies pratiquées sur des vieillards de Bicêtre, n'a pas rencontré un seul testicule tuberculeux. — Du côté du cerveau, la méningite tuberculeuse a son maximum de fréquence vers l'âge de 7 ans, époque à laquelle l'intelligence commence a être vivement stimulée.

Un autre fait qui, dans le cours de nos recherches, nous a frappé, c'est la fréquence du développement du tubercule dans des points qui, au moment même de l'apparition ou antérieurement à l'apparition de l'affection, ont été le siége de maladies et d'altérations répétées ou de longue durée. Sur les 10 malades de M. Relus, 5 avaient eu des blennorrhagies à répétition ou des écoulements longs et interminables. Parmi les 9 de M. Salleron, 4 étaient dans le même cas.

Relativement au mode d'action de ces causes, on peut faire diverses hypothèses ; soit qu'on leur attribue une influence purement irritante sur des organes déjà en état d'opportunité morbide ; soit, ce qui est plus probable, qu'on leur reconnaisse le pouvoir de créer dans ce point, le reste de l'organisme étant sain, des conditions défavorables par suite desquelles l'organe s'est débilité, le tissu s'est altéré et est devenu le lieu de moindre résistance (*locus minoris resistensiæ*) ; et dès lors une cause qui, auparavant, aurait été non avenue, a suffi pour engendrer la maladie. Les états pathologiques locaux, en débilitant un organe, deviennent donc une cause puissante d'altérations spéciales. C'est, sans contredit, une des raisons principales pour laquelle les organes génitaux sont si souvent envahis par le tubercule. De plus le testicule, organe, mal défendu, flottant entre les cuisses, est exposé aux violences et aux heurts de toute nature. La fréquence des tumeurs tuberculeuses, siégeant dans le testicule resté à l'anneau, montre l'importance de la situation des organes. Lorsqu'en effet le testicule ne descend pas dans le scrotum et qu'il s'arrête en quelque point, et il peut arriver en des points très-différents, soit dans la cavité abdominale, soit dans le canal inguinal, il s'ensuit presque toujours une certaine perturbation dans son développement. Mais il est certes très-remarquable que ce soit précisément dans los cas où les testicules restent entre la paroi abdominale que s'y développent dans une forte proportion, des états morbides tuberculeux, plus fréquemment que dans ceux où le testicule a dépassé le canal inguinal (Virchow).

Résumons donc ce chapitre, en disant que la prédisposition locale des organes pour le tubercule, susceptible d'être mise en évolution par les agents extrinsèques mécaniques et physiques ou par les états pathologiques spéciaux, est tantôt *anatomique*, tantôt *physiologique*. Et dans ce dernier cas, elle s'affirme toujours par une faiblesse des organes ou une imperfection des tissus, laquelle d'ailleurs peut être héréditaire ou acquise. Le fonctionnement régulier ou irrégulier des appareils, le développement des organes, ainsi que leur situation, acquièrent aussi l'importance réelle de causes diathésiques locales.

III.

Dans le cours de ce travail, nous avons pu nous convaincre à plusieurs reprises que le tubercule soit primitif, soit secondaire, ne se développait pas également dans tous les organes ; nous avons même dit qu'il y a des tissus et des organes où jusqu'ici jamais les recherches les plus minutieuses n'ont pu le faire découvrir. Ce fait, nous l'avons exprimé par cette formule simple : il y a une certaine immunité en opposition avec la prédilection. D'après notre plan, il nous reste à esquisser une étude succincte des organes réfractaires à la tuberculisation et de ceux prédisposés.

Or, le siége d'élection par excellence du tubercule est le poumon, ce qui ne veut pas dire que toutes les fois qu'on rencontre des produits tuberculeux quelque part, on doive toujours (loi fameuse de Louis) en trouver dans cet organe. En veut-on des exemples. La glande spermatique peut, sous l'influence de causes spéciales, devenir un terrain favorable à l'éclosion du tubercule, tandis que le reste de l'organisme, d'ailleurs sain, résiste à l'invasion. Aussi Dufour exagère-t-il singulièrement lorsque, combattant l'opinion de Roux, Vidal de Cassis et Velpeau, il dit que la tuberculisation génito-urinaire « doit tôt ou tard et fatalement amener des manifestations de même nature dans le poumon et aussi dans d'autres organes. » Dans nos 8 observations relatives à des tuberculisations du testicule et de l'épididyme, nous avons toujours trouvé les organes thoraciques en parfait état. Salleron, sur 51 observations de tubercules du testicule, déclare n'avoir rencontré qu'un cas de tuberculose pulmonaire. Or, tout en tenant compte de ce fait que ce dernier a observé sur des sujets jeunes, nous devons pourtant croire jusqu'à un certain point qu'il a eu le bonheur de tomber sur une série exceptionnelle. Car, nous voyons M. Reclus, dans deux tableaux portant chacun sur 30 cas, arriver au rapport suivant :

PREMIER TABLEAU.

Tuberculose génitale et pulmonaire.....   16
Tuberculose génitale seule...........   14/30

Ce premier tableau comprend seulement des cas où le poumon a été ausculté avec soin. Quant au second, portant également sur 30 cas, où l'autopsie a été provoquée, le rapport est le suivant :

DEUXIÈME TABLEAU.

Tuberculose génitale et pulmonaire.....   20
Tuberculose génitale seule...........   10/30

Les statistiques, on le voit, ne se rencontrent pas exactement ; mais, en tous cas, elles démontrent d'une manière péremptoire que les tuberculisations des poumons et des organes génitaux sont le plus souvent indépendantes ; qu'en conséquence, un individu dont le testicule est atteint peut vivre de longues années et mourir d'une maladie intercurrente, sans que le poumon soit envahi, et cela dans une proportion variable. Ce fait est d'une haute importance pratique tant au point de vue du pronostic qu'au point de vue du traitement. En effet, les tubercules internes, et par dessus tout les tubercules pulmonaires sont graves de deux manières : d'abord par le trouble fonctionnel des organes au sein desquels ils se développent, et par les inflammations de voisinage qu'ils provoquent dans ces organes eux-mêmes ou dans leurs enveloppes séreuses ; ensuite par la suppuration, dont ils deviennent le point de départ, suppuration qui, par son abondance, quand les tubercules sont nombreux ou volumineux, explique le marasme, la fièvre hectique.

Les tubercules externes, eux aussi, provoquent des troubles fonctionnels, mais ceux-ci ne portent pas à la santé une atteinte aussi grave, parce que les organes atteints ne sont pas aussi importants ; ils provoquent encore des inflammations de voisinage, mais sur des appareils dont l'inflammation n'est pas grave, excepté toutefois quand il s'agit d'une grande synoviale articulaire, car on peut voir une certaine analogie entre cette séreuse et les séreuses splanchniques (arachnoïde, plèvre, péritoine).

Disons, pour en finir, que ces tumeurs déterminent aussi des suppurations abondantes ; mais elles n'amènent qu'à la longue le marasme ou même se terminent heureusement par l'élimination complète des produits tuberculeux, et cela sans retentissement, sans généralisation, sans envahissement des autres viscères. Toutefois, il ne faut pas oublier que dans ces tuberculisations localisées extérieures, même chez des individus d'une vigoureuse constitution, les foyers spécifiques peuvent devenir à la longue le point de départ de l'infection générale de l'organisme (Virchow) ; mais cette

importante et difficile question de l'auto-infection tuberculeuse, je la passe sous silence.

Si l'on en excepte les ganglions, le testicule est l'organe
qui se tuberculise le plus souvent après le poumon (Velpeau,
Beauchet, Curling). Et dans ces cas, le tubercule peut rester
strictement localisé soit au testicule, soit à l'épididyme ; ou
bien envahir parallèment le cordon spermatique et surtout
les vésicules séminales et la prostate. Dans ses 51 observations, M. Salleron déclare n'avoir jamais rencontré l'envahissement de la prostate, et pourtant tous les auteurs s'ac-
cordent à reconnaître que dans tous les cas de tuberculisation épididymaire ou testiculaire, les altérations de la
prostate sont presque invariables, et ils recommandent ex-
pressément de toujours s'assurer de l'état de cette glande
c'est là une bonne et utile précaution, mais sur la valeur de
laquelle il ne faudrait pas s'abuser ; et on évitera facilement
l'égarement, en faisant la distinction suivante, sur laquelle
les auteurs n'ont pas, à ma connaissance du moins, appelé
suffisamment l'attention : c'est que chez les jeunes sujets,
presque toujours, pour ne pas dire toujours, on trouvera la
prostate à l'état physiologique ; tandis que chez les individus d'un certain âge, dans tous les cas, le toucher rectal
permettra de constater l'induration prostatique due aux
masses tuberculeuses.

Plus haut, nous avons cherché à établir les rapports de la
tuberculisation des organes génitaux avec la tuberculose
pulmonaire ; il ne serait pas moins intéressant d'aborder la
question de réciprocité, pour voir dans quelles proportions
les organes génitaux et la glande spermatique en particulier
deviennent tuberculeux chez les phthisiques ; mais une telle
statistique présente des difficultés innombrables, dues au

mouvement incessant des malades dont les uns vont dans les salles de médecine et les autres dans les salles de chirurgie. Bien qu'une statistique faite dans de pareilles conditions ne doive pas inspirer une entière confiance, nous citerons néanmoins les chiffres suivants empruntés à la thèse de M. Reclus : sur 500 autopsies d'individus morts phthisiques, 11 seulement offraient des altérations tuberculeuses dans les organes génitaux, soit environ 2 p. 100. Dans un relevé anatomo-pathologique de Prague, rapporté par M. Sommelier, sur 1317 tuberculeux, on a constaté 33 cas de dégénérescence testiculaire. Si j'ai rapporté ces quelques chiffres, c'est qu'ils confirment clairement une proposition énoncée dans notre premier chapitre, à savoir : que la diathèse tuberculeuse a une médiocre influence sur l'envahissement tuberculeux du testicule non prédisposé anatomiquement ou physiologiquement. Enfin la recherche de la fréquence absolue de la tuberculisation testiculaire a donné à Reclus pour les testicules de 200 cadavres pris au hasard à l'Ecole pratique et à la Pitié 6 cas seulement de foyers caséeux et de granulations, soit un chiffre rond de 3 p. 100.

Dans les os, d'après Ancell, Stanley, Lebert, Velpeau, Nélaton, Denonvilliers, le tubercule existe fréquemment à l'état localisé, et reconnaît pour point de départ une cause externe. Reid, il est vrai, affirme le contraire ; et de nos jours certains auteurs ne craignent pas de nier la nature tuberculeuse des produits décrits comme tels par Nélation.

Le tubercule enfin envahit très-souvent les séreuses arachnoïde, plèvre, péritoin, etc.) et les muqueuses (muqueuse intestinale, laryngée) ; beaucoup plus rarement le tissu cellulaire sous-cutané et la peau. Cependant Hérard *Archives de Médecine*), dit positivement que chez les scrofuseux, on rencontre des abcès tuberculeux du tissu cellulaire sous-cutané et profond, distincts des abcès résultant de la fonte des ganglions tuberculeux. Lebert (*Tubercules et Scro-fules*) rapporte 2 cas assez douteux, et il ressort de l'examen attentif du passage de l'ouvrage que Lebert lui-même n'est pas du tout affirmatif sur la présence du tubercule dans le issu cellulaire sous-cutané. Quand à Ancell, il dit positivement que la peau et le tissu cellulaire ne sont point complètement à l'abri du tubercule, bien qu'ils en soient rarement affectés. J'ajoute même que la tuberculisation générale a quelquefois débuté par des manifestations cutanées. Sir Philipps Crampton en rapporte un exemple intéressant. Le système musculaire paraît réfractaire au tubercule ; et si Ancell cite de prétendus cas de tuberculisation musculaire, il est bientôt forcé de reconnaître que le tubercule a débuté par le tissu cellulaire inter-musculaire. Je dois pourtant faire une exception pour le muscle cardiaque.

Dans la mamelle, le tubercule n'a jamais été rencontré (Verneuil, Virchow) ; cette glande participe complètement à l'immunité dont semblent presque constamment jouir les organes de l'appareil général de la femme, et des glandes conglomérées des deux sexes. Les organes génitaux de la femme, en effet, contrairement à ceux de l'homme, semblent échapper en partie à l'influence de la tuberculisation. Bayle n'en dit pas mot. Andral n'en signale pas l'existence dans sa clinique ; mais Louis l'a rencontré une fois, et Reynaud (*Archives de Médecine*) en rapporte 3 cas. Avec la mamelle et le système musculaire, les organes réfractaires au tubercule sont : les amygdales, les glandes folliculaires de la langue, les glandes salivaires, le pancréas et la parotide, la glande thyroïde, le système nerveux.

CONCLUSIONS.

De l'étude qui précède, et laissant de côté les faits secondaires, nous croyons pouvoir tirer les conclusions suivantes :

1° Il existe des cas assez nombreux, d'ailleurs très-bien observés, où le point de départ de la tuberculisation des organes externes ou même internes, a été indubitablement une action mécanique déterminée ;

2° Les violences extérieures n'ont que la valeur de causes provocatrices ; elles exigent, comme condition nécessaire de la production tuberculeuse, que le tissu impressionné soit en état d'opportunité morbide ;

3° Un organe prédisposé spécifiquement, abstraction de toute cause déterminante, ne peut guère se tuberculiser spontanément ; dans les prétendus cas de cette nature, la cause irritative a fort probablement échappé ;

4° Si, à la prédisposition locale de l'organe, s'ajoute conjointement un état défavorable, dyscrasique de l'organisme, l'impression morbide sera plus efficace ;

5° La diathèse tuberculeuse, héréditaire, innée ou acquise, n'est pas une maladie essentielle, inhérente à l'individu ; c'est simplement une cause occulte et puissante de maladie, laquelle pourrait peut-être rester éternellement à l'état passif et latent, sans la fâcheuse intervention d'agents mécaniques, physiques et chimiques ;

6° Dans certains cas de dyscrasie tuberculeuse, le traumatisme provoque non-seulement le développement du tubercule ; il lui imprime aussi la direction ;

7° L'état diathésique, aidé d'une influence occasionnelle,

n'est pas toujours et dans toutes les circonstances une cause suffisante de productions tuberculeuses dans un organe ; il faut encore que cet organe soit prédisposé ;

8° Le tubercule ne se développe pas également dans tous les tissus ; quelques-uns même y sont complétement réfractaires ; on exprime ce fait en disant qu'à côté de la prédisposition locale existe l'immunité ;

9° Cette prédisposition ou diathèse locale est anatomique, physiologique ou pathologique, c'est-à-dire qu'elle réside dans la nature intime des tissus, l'agencement spécial des éléments constituants et accessoires, ou bien encore qu'elle s'affirme par une imperfection congénitale ou une faiblesse, laquelle peut aussi être acquise par la répétition fréquente, ou l'interminable durée de certains états pathologiques ;

10° Les tuberculisations dues à des causes purement locales peuvent rester, et généralement restent éternellement localisées ;

11° Les foyers caséeux sont bien de nature tuberculeuse, et non pas, comme le veulent certains auteurs, le résultat d'un processus inflammatoire simple.

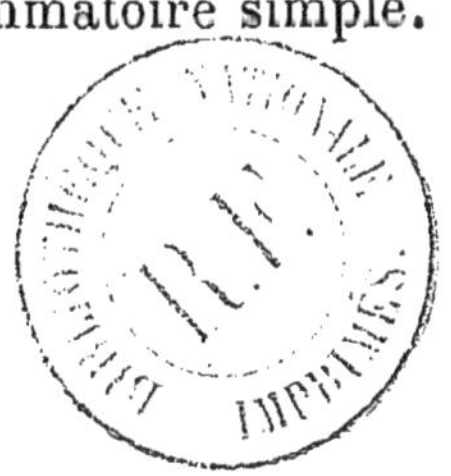

Paris. — A. PARENT, imprimeur de la Faculté de Médecine, rue M.-le-Prince, 29-31.

www.ingramcontent.com/pod-product-compliance
Ingram Content Group UK Ltd.
Pitfield, Milton Keynes, MK11 3LW, UK
UKHW022311120726
13694UKWH00004B/1386